MOTIVOS DE CONSULTA FRECUENTE EN LA PRÁCTICA MÉDICA RURAL
VOLUMEN 1

MOTIVOS DE CONSULTA FRECUENTE
EN LA PRÁCTICA MÉDICA RURAL
VOLUMEN 1

Christian Quinaluisa - Karina Iñiguez - Alejandra Granizo
María G. Castillo - Nathaly Prado - Sofía Arteaga

IMPORTANTE

La información aquí presentada no pretende sustituir el consejo profesional en situaciones de crisis o emergencia. Para el diagnóstico y manejo de alguna condición particular es recomendable consultar un profesional acreditado. Cada uno de los artículos aquí recopilados son de exclusiva responsabilidad de sus autores.

2020 Bold Publishers,
Diseño de Portada: Iván López
ISBN: **9781656514998**
Impreso en Ecuador - Printed in Ecuador
Cualquier forma de reproducción, distribución, comunicación pública o transformación de esta obra solo puede ser realizada con la autorización de sus titulares, salvo excepción prevista por la ley.

Agradecimientos

Agradecemos a todos los tutores que fueron parte de nuestra formación académica por brindarnos un proceso de aprendizaje singular, basado en la construcción del conocimiento, la crítica y el sentido humano.

LOS AUTORES

ÍNDICE DE AUTORES

AUTORES

Cristhian Alexander Quinaluisa Erazo
Medico General por la Universidad Central del Ecuador
Auditor Médico en Omnicall Omnservice S.A.
Displasia Del Desarrollo De Cadera

Karina Soledad Iñiguez Betancourt
Médico General por la Universidad Central del Ecuador
Medico Asistencial en SISMEDIN
Displasia Del Desarrollo De Cadera

Alejandra Jazmín Granizo Rubio
Médico General por la Universidad Central del Ecuador
Médico Residente e Derma AID – Hospital Metropolitano Quito
Abordaje Diagnóstico De Neoplasias Malignas Frecuentes En Atención Primaria De Salud

María Gabriela Castillo Benavides
Médico General por la Universidad Central del Ecuador
Medico en libre ejercicio
Dermatitis en Área del Pañal

Nataly Estefania Prado Ordóñez
Médico General por la Universidad Tecnológica Equinoccial
Médico General en CEAMIN
Bronquiolitis Aguda Viral

Sofía Paulina Arteaga Criollo
Médico General por la Universidad Central del Ecuador
Médico Residente en pediatría oncológica Hospital SOLCA – Quito
Asma en Adultos

PRÓLOGO

Este libro es un compendio excelente de motivos frecuentes de consulta en la atención primaria, revisados desde la perspectiva clínica y el conocimiento científico más actual, que ofrece a los profesionales de forma sintetizada un abordaje actual de cada uno de los temas seleccionados por los autores.

La experiencia del grupo de profesionales que ha participado en el proceso de elaboración de la obra y la evidencia científica que incluye cada uno de los capítulos permiten afrontar con garantías los motivos de consulta centrados en el ámbito de la atención primaria.

Hay que destacar el esfuerzo de síntesis y el enfoque práctico de cada capítulo, que otorgan un valor añadido al manual y facilitan, a su vez, la aplicación, por parte de los profesionales sanitarios, del conocimiento en la práctica asistencial de forma inmediata.

MD. Cristhian Quinaluisa
Coordinador

Dedicatoria

Este trabajo está dedicado a los jóvenes médicos que se inician en esta ardua labor de ayudar al prójimo, muchas veces remando contracorriente, debido a todos los problemas del Sistema de Salud, y que a pesar de no contar con las garantías necesarias para el ejercicio de su profesión, día a día construyen y reflexionan para mejorar la salud de sus comunidades.

ÍNDICE

1. Displasia del Desarrollo de Cadera — 17
Md.Cristhian Alexander Quinaluisa Erazo
Md.Karina Soledad Iñiguez Betancourt

2. Abordaje Diagnóstico de Neoplasias Malignas Frecuentes en Atención Primaria de Salud — 33
Md.Alejandra Jazmín Granizo Rubio

3. *Dermatitis en Área del Pañal* — 51
Md.María Gabriela Castillo Benavides

4. Bronquiolitis Aguda Viral — 67
Md.Nataly Estefania Prado Ordóñez

5. Asma en Adultos — 81
Md.Sofía Paulina Arteaga Criollo

6. Hipertensión Arterial — 93
Md.Bryan Vicente Ramírez Correa

7. Infección del Tracto Urinario — 113
Md.Diana Katherine Guachamín Abril

8. Neumonía Adquirida en la Comunidad — 129
Md.Katherine Elizabeth Almeida Barba

9. Dislipidemias — 145
Md.Gabriela Tatiana Colcha Proaño

10. Diabetes Mellitus — 159
Md.Alexandra Estefanía Velasco Cargua

CAPITULO 1

DISPLASIA DEL DESARROLLO DE CADERA
Md. Cristhian Alexander Quinaluisa Erazo
Md. Karina Soledad Iñiguez Betancourt

Definición

La displasia del desarrollo de la cadera (DDC), denominada también displasia de la cadera y que algunos autores todavía la denominan luxación congénita de la cadera, es una alteración en el desarrollo y relación anatómica de los componentes de la articulación coxo-femoral que comprende al hueso iliaco, fémur, cápsula articular, ligamentos y músculos (1).

El término displasia del desarrollo de la cadera hace referencia a un amplio espectro de alteraciones patológicas que engloba: la luxación, la subluxación y la displasia, que pueden aparecer desde el nacimiento hasta el desarrollo de la marcha (2). A continuación se definirá cada uno de estos términos:

- **Displasia:** Es una situación en la que existe una alteración del crecimiento a nivel de las estructuras anatómicas, incluidas partes blandas de la articulación de la cadera y de la osificación acetabular y/o femoral.
  Hoy en día se considera que la displasia acetabular es la consecuencia de las presiones excéntricas de la cabeza femoral durante el último mes de gestación (3).
- **Subluxación** En este caso se aprecia que la cabeza femoral no está reducida concéntricamente, aunque persiste un contacto entre las superficies articulares de la cabeza y del acetábulo, si bien en una posición anómala, ya que la cabeza femoral se suele encontrar ascendida y lateralizada.
- **Luxación:** Es aquella situación en la que no existe contacto entre las superficies articulares de la cabeza femoral y acetábulo.

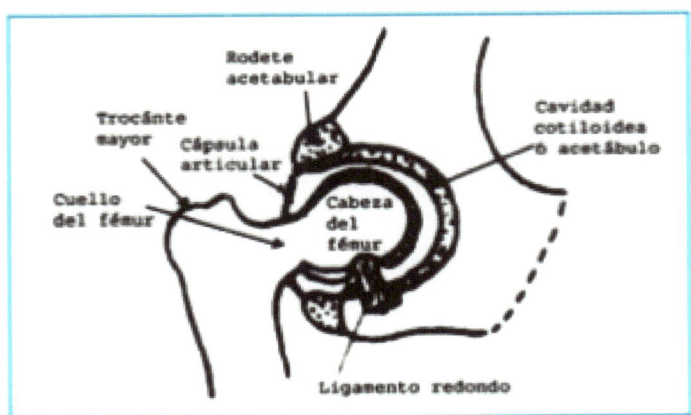

Figura 1. Componentes de la articulación coxo-femoral

Epidemiología:

La DDC es una de las enfermedades ortopédicas más comunes, afectando a un 0.1 a 3 % de la población. Su incidencia varía, según presencia o ausencia de factores de riesgo, entre 1,5 a 20,7 por cada 1.000 nacidos vivos (4).

La Prevalencia de displasia de caderas en desarrollo en niños de 3 a 6 meses mediante estudios clínicos y radiológicos valorados en la consulta externa del Hospital Baca Ortiz – Quito en la consulta de pediatría en el año 2012 con una muestra de 554 pacientes, se obtuvo 85 pacientes que sí presentaron displasia de cadera en desarrollo, lo que representa un 15.3%, de ellos, el sexo femenino fue el de mayor frecuencia de los casos vistos, mientras que los grupos étnicos más predominantes fueron el mestizo y el blanco (5).

Fisiopatología:

La mayoría de los rasgos que caracterizan a la pelvis humana de desarrollan durante la vida fetal. Desde el punto de vista embriológico, durante el desarrollo de la cadera se produce el reencuentro de dos estructuras, la cabeza femoral y el acetábulo, que formaron parte de un solo bloque de mesénquima hasta la semana 8 de gestación y que se constituyen en una articulación aproximadamente durante la semana 11. Desde ese momento, la cabeza femoral crece mucho más rápido que el acetábulo lo que determina en este período la menor cobertura de la cabeza por parte del acetábulo. A contar de la semana 12 de gestación las extremidades inferiores se reacomodan, rotándose medialmente, situación que favorece la dislocación. Alrededor de la semana 18 se desarrollan los músculos de la cadera momento en que las alteraciones neuromusculares dan cuenta de un segundo momento de riesgo de dislocación en la vida intrauterina, El resultado de las alteraciones producidas durante las semanas 12 y 18 se conoce como luxación teratológica y corresponde aproximadamente al 2% de los pacientes con displasia de caderas (6). Durante las últimas 4 semanas de gestación reaparece el riesgo de luxación, en relación a factores mecánicos, como son aquellos relacionados a oligoamnios o a presentación podálica. Los fetos en presentación podálica se encuentran en la cavidad uterina con las rodillas extendidas y las caderas en flexión, situación que se asocia a una franca mayor frecuencia de displasia, reportada como cercana al 23% (7).

No existe una causa única que explique la DDC y en más del 50% de casos la etiología es desconocida. Al nacimiento, la articulación de la cadera es más "luxable" que "luxada". La DDC suele desarrollarse después del parto y por lo tanto es postnatal y no congénita. Al contrario la luxación teratológica de la cadera ocurre durante la vida intrauterina y por lo tanto es de origen congénito

La DDC está determinada por múltiples factores que actúan sobre la cadera o su aparato de sostén, el cual, puede ser normal o presentar laxitud aumentada y ocasionar un desarrollo y relación anatómica anormal. La DDC puede ser única o bilateral (2).

Factores de Riesgo

Los factores predisponentes más importantes se enumeran a continuación:

Factores Predisponentes Para Displasia de Desarrollo de Cadera
1. Genéticos: la historia familiar aumenta 3 a 4 veces la probabilidad de desarrollar DDC
2. Sexo: es más frecuente en el sexo femenino
3. Laxitud ligamentaria familiar predispone y facilita el desarrollo de DDC
4. Raza: es más frecuente en raza blanca e infrecuente en raza negra
5. Edad Gestacional: es infrecuente en prematuros, quizás por mínima restricción intrauterina
6. Tabaquismo materno sugerido recientemente como causal de DDC

Fuente: Developmental Dysplasia Of The Hip

Además de los factores predisponentes se ha realizado una clasificación de factores desencadenantes que incluyen factores mecánicos y hormonales

Factores Desencadenantes Para Displasia de Desarrollo de Cadera
a. Factores Mecánicos
1. Primiparidad
1. Presentación podálica
1. Macrosomia
1. Embarazo múltiple
1. Oligohidramnios
1. Forma de la pelvis femenina
1. Anomalías uterinas
1. Envoltura rígida del neonato, caderas en aducción y extensión (practicada en nuestro país)
a. Factores Hormonales
1. El exceso de estrógenos maternos produce relajación de la cápsula articular y predispone el desarrollo de la DDC
1. La progesterona materna induce en útero la producción de relaxina, hormona que disminuye la resistencia a la tracción de los ligamentos de la articulación de la cadera

Fuente: Developmental Dysplasia Of The Hip

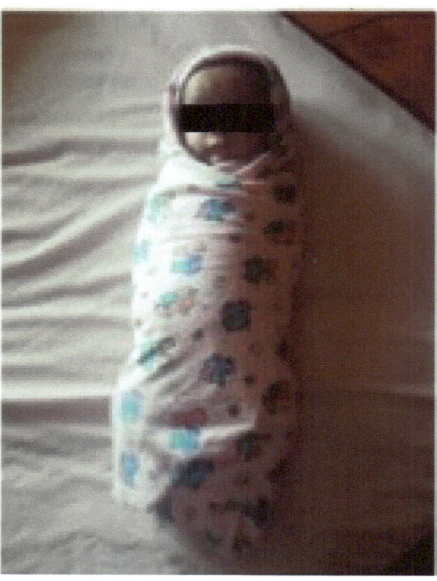

Figura 2: Envoltura rígida del neonato practicada en nuestro país, cortesía de centro de salud Fátima, Puyo-Pastaza

Cuadro Clínico:
La presentación clínica varía de acuerdo a la edad del niño, al nacimiento no existe signos o sintomatología característica y ocasionalmente pueden observarse una extrema flaccidez o rigidez de las extremidades, de manera que un examen clínico inicial puede conducir a errores; por lo tanto, como la DDC no siempre se detecta en el periodo neonatal, los niños menores de un año deben ser examinados en forma sistemática en cada consulta pediátrica para detectar esta patología.

Tardíamente o cuando el niño ya camina, ayudan a sospechar la enfermedad: la asimetría de pliegues glúteos o inguino-crurales, las extremidades con longitud desigual, la marcha de pato, la cojera, el caminar de puntillas y una lordosis lumbar acentuada (1).

Examen Físico:
La exploración en el neonato debe ser cuidadosa y gentil con la madre y el hijo, éste debe estar tranquilo y relajado en un ambiente tibio, en decúbito dorsal sobre una mesa de exploración firme.

En la exploración física del neonato podemos encontrar los siguientes hallazgos:

Limitación de la abducción: Es el signo más significativo en el lactante menor, considerándose limitación anormal cuando la abducción es inferior a los 60 grados (1).

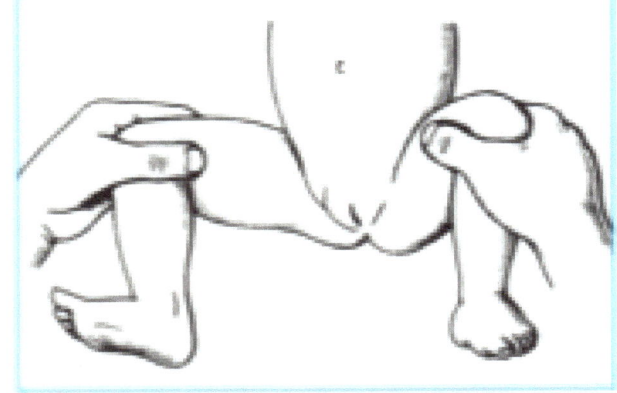

Figura 3. Caderas en Abducción

Maniobra de Ortolani: Es una prueba que se utiliza para detectar la luxación de la cadera. Se la realiza con el neonato en decúbito supino y relajado; se flexionan las caderas y rodillas y se unen las rodillas. Luego el examinador coloca una mano sobre cada rodilla del neonato, con el dedo medio sobre el trocánter mayor y el pulgar sobre la cara medial del muslo. Cuando se realiza la abducción, la cabeza del fémur luxada se vuelve a deslizar en el acetábulo y se percibe un ruido audible o palpable "clanc" o "cloc" fuerte y notaremos el resalte del muslo que se alarga. Maniobra útil sobre todo hasta los 3 o 4 meses de vida (8).

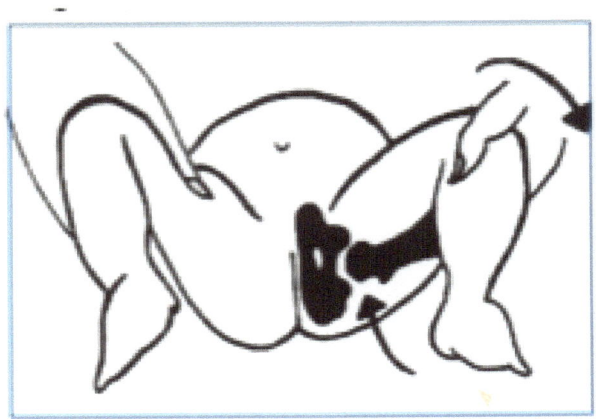

Figura 4: Maniobra de Ortolani

Maniobra de Barlow. Es una prueba a la inversa de la prueba de Ortolani. Cuando se unen las rodillas, se puede percibir el deslizamiento de la cabeza femoral fuera del acetábulo. Esta maniobra intenta comprobar la luxabilidad de una cadera puesto que impulsa una cadera luxable fuera del acetábulo (9).

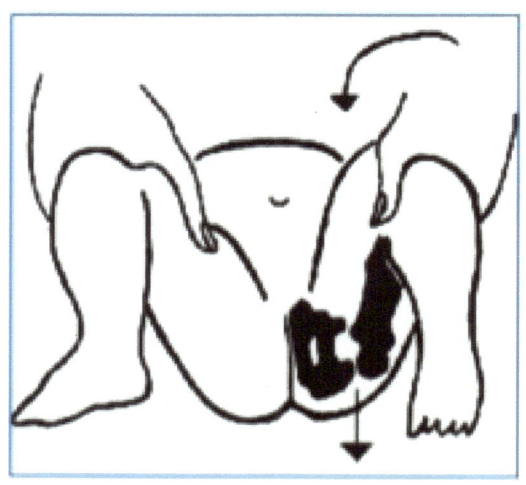

Figura 5: Maniobra de Barlow

Signo de Galeazzi: se observará un acortamiento del muslo con DDC al colocar al niño con las caderas y rodillas flexionadas (2).

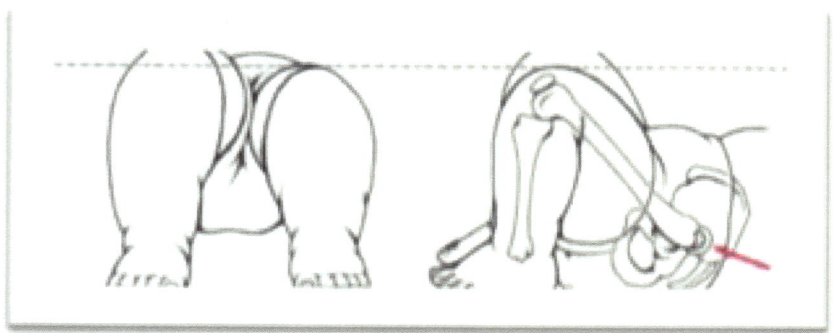

Figura 6: Signo de Galeazzi

La asimetría de los pliegues glúteos o inguino-crurales. Es un signo no específico y generalmente tardío en casos de displasia unilateral (10).

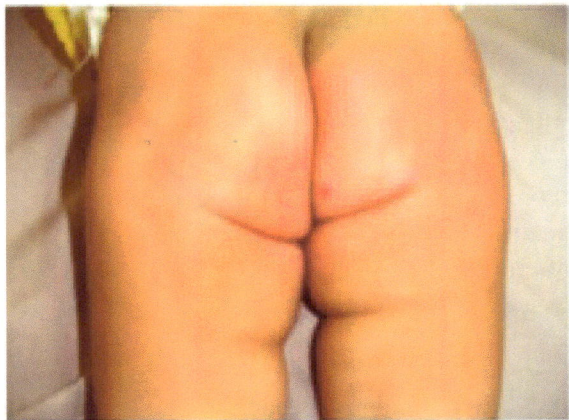

Figura 7: Asimetría de Pliegues Glúteos

Diagnóstico de DCC

El examen físico, hecho por profesionales entrenados, es importante pero debe ser complementado efectuado por el ortopedista, que es considerado el más adecuado. Si el examen físico es concordante con DDC, se recomienda confirmar el diagnóstico con imagenología(4).

Durante las primeras semanas de vida, la mejor ayuda diagnóstica es la ecografía de la cadera, la cual requiere un radiólogo entrenado en esta prueba. A partir del cuarto mes de vida, la radiografía AP de la cadera desempeña un papel muy importante.

Ecografía:

La ecografía por su parte ha sido considerada como un método preciso en la evaluación de la cadera durante los primeros meses de vida. Con esta técnica es posible visualizar la cabeza femoral cartilaginosa, caracterizar el acetábulo y evaluar la presencia de inestabilidad. A principios de los 80s Reinhard Graf, traumatólogo austríaco, dio a conocer el resultado de sus trabajos experimentales utilizando ultrasonido para la evaluación de la pelvis en niños. Su técnica de examen corresponde a un examen estático, obtenido con el paciente en decúbito lateral, en una mesa especial dotada de un cojín que limita los movimientos de la cadera. El énfasis del examen está puesto en la estructura del acetábulo, evaluado en un plano único, standard, dado por la representación gráfica de algunas estructuras anatómicas coincidentes. Sobre este plano standard se caracteriza el acetábulo y se mide la oblicuidad del techo acetabular (ángulo acetabular), entendiendo el espectro de alteraciones morfológicas como un continuo, Graf clasificó las caderas en cuatro tipos morfológicos, que consideran la edad del

paciente y que plantea la necesidad de tratamiento(6):
- Cadera Tipo I: corresponde a la cadera morfológicamente normal, con adecuado techo acetabular óseo, techo cartilaginoso envolvente, ceja ósea angular y ángulo alfa igual o mayor que 60°, a cualquier edad. No requiere tratamiento.
- Cadera Tipo II: representa una transición estructural y temporal entre la cadera normal y la cadera francamente luxada.
- El tipo IIa, corresponde a una cadera inmadura, en menores de 3 meses, que debiera alcanzar el aspecto normal a los 3 meses por lo que no requeriría tratamiento; morfológicamente tiene una ceja redondeada, con un ángulo entre 50 y 59° pero con un techo suficiente.
- Los mismos hallazgos corresponden a la cadera tipo IIb, pero en mayores de 3 meses.
- El tipo IIc describe una cadera centrada, pero con techo insuficiente y ángulo alfa entre 43° y 49°, se describe inestabilidad.
- El tipo IId corresponde a la primera etapa de la luxación, con techo insuficiente, ángulo entre 43° y 49° y cabeza descentrada.

Los tipos b, c y d requieren tratamiento.
Cadera Tipo III: corresponde a una cadera descentrada, con techo insuficiente y desplazamiento superior del techo cartilaginoso, el que puede o no mantener su ecoestructura (subtipos a y b). Requiere tratamiento.
Cadera Tipo IV: describe también una cadera descentrada, pero con desplazamiento inferior, hacia el cótilo, del techo cartilaginoso, el que se interpone al momento de la reducción. Requiere tratamiento.
Al interpretar una ecografia se deben identificar de forma inequívoca las siguientes estructuras anatómicas:

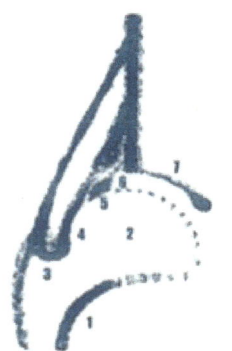

Orden de identificación correcta de las Estructuras anatómicas

1. Límite osteocartilaginoso
2. Cabeza femoral
3. Replegue capsular
4. Cápsula articular
5. Librum acetabular
6. Techo cartilaginoso
7. Techo ósea

El punto central de la ceja cotiloidea se encuentra en la zona de paso de la concavidad a la convexidad

Figura 8: Eco anatomía de la Cadera del Lactante, Técnica de Graf

Medición de los ángulos:

La técnica Graf utiliza dos ángulos: el ángulo α que traduce la cobertura ósea y el ángulo ß que representa la cobertura acetabular cartilaginosa. Estos ángulos se obtienen a partir de tres líneas:

- Línea base: trazada en la parte externa del ala iliaca y en dirección inferior hacia el techo acetabular.
- Línea del techo acetabular óseo: tiene origen en el punto distal del ilion, tangencial al acetábulo óseo. Entre esta línea y la línea base se forma el ángulo α que se considera normal si es ≥ 60°.
- Línea del lábrum acetabular (línea del techo cartilaginoso): une el centro del lábrum con el promontorio acetabular (concavidad-convexidad). Esta línea, junto con la línea base forma el ángulo ß que se considera dentro de parámetros normales si es <55°.

La cadera es una articulación que va sufriendo cambios en función de su madurez, por lo que la edad del neonato o lactante tiene una importancia extraordinaria a la hora de clasificar y determinar el tipo de cadera (11).

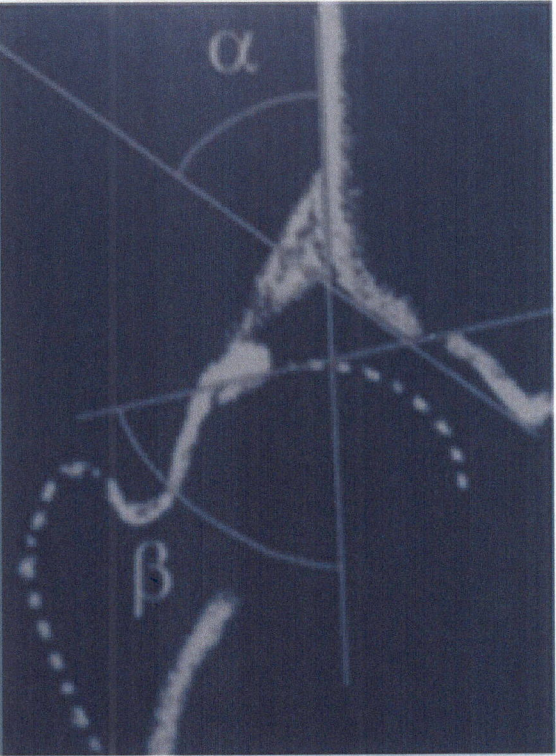

Figura 9. Diagrama con la línea de base central y ángulos α y ß de Graf

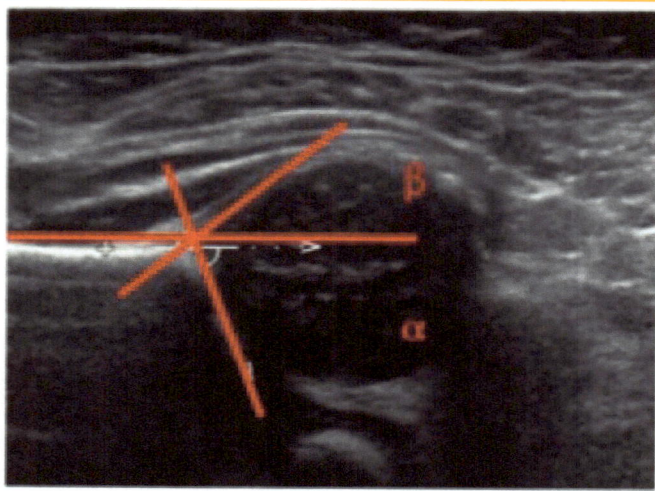

Figura 10. Imagen coronal de la cadera con la medición de los ángulos

Radiología:

La radiología simple nos aporta datos indirectos sobre la situación de la cabeza femoral en el cotilo hasta que tiene lugar el completo desarrollo del núcleo cefálico, lo cual suele ocurrir aproximadamente al cuarto mes de vida, y para ello es de utilidad una serie de referencias basadas en la tríada descrita por Putti: el aplanamiento del acetábulo con engrosamiento y oblicuidad del techo, el desplazamiento de la cabeza femoral hacia arriba y afuera y el retraso del desarrollo del núcleo de osificación. En las niñas el núcleo de osificación aparece unos dos meses antes que en los niños (a los cuatro meses en las hembras y a los seis en los varones) (3).

Las referencias radiológicas en una radiografía anteroposterior de pelvis son las siguientes:

- Línea de Hilgenreiner. Es una línea horizontal que une el punto más inferior de ambos ilíacos a nivel del cartílago trirradiado o en Y.
- Línea de Perkins. Es una línea vertical que es perpendicular a la línea de Hilgenreiner y que parte del borde superior del acetábulo.
- Cuadrante de Ombredanne. Se obtiene del cruce de las líneas de Hilgenreiner y de Perkins; en una cadera normal el núcleo epifisario femoral debería de localizarse en el cuadrante inferointerno; en el caso de una subluxación se localizará en el cuadrante inferolateral, mientras que en la luxación completa se localiza a nivel superoexterno (3).
- Línea de Menard-Shenton. Es una línea virtual que surge de la prolongación del arco in- terno del cuello femoral con el borde interno del

agujero obturador de la pelvis, existiendo una interrupción de dicha línea en el caso de las caderas luxadas (12).

- Índice acetabular. Es el ángulo formado entre la línea de Hilgenreiner y la línea que va desde el borde superoexterno del acetábulo al borde inferior del iliaco a nivel del cartílago en Y; el valor del índice acetabular en un recién nacido debe de ser menor de 30° para ir disminuyendo dicho ángulo hasta los 20° en los niños de dos años de edad. Este ángulo será mayor cuanto más inclinado esté el acetábulo(13).

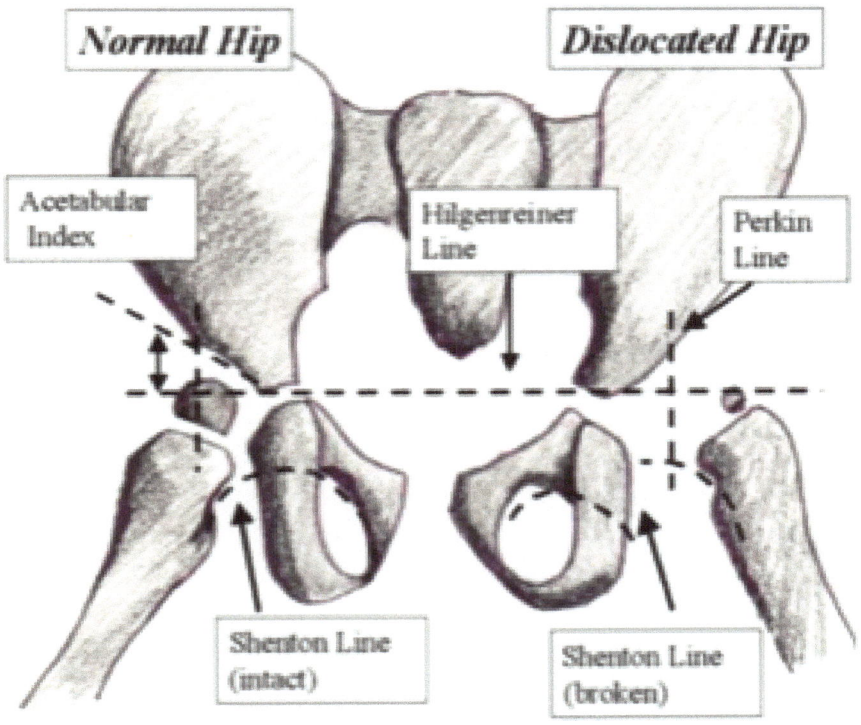

Figura 11. Esquema de las líneas para evaluar imágenes de cadera en niños

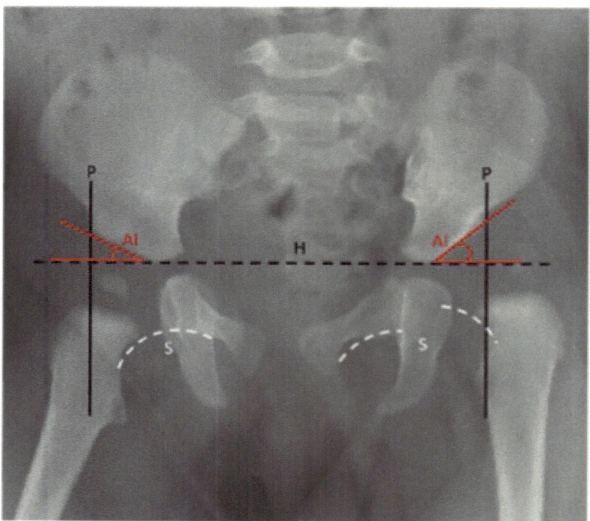

Figura 12. AP pelvis Radiografía de una dislocación de la cadera izquierda. H se dibuja como una línea horizontal, que conecta el cartílago trirradiado acetabular bilateral. P se dibuja perpendicular a H en el borde lateral del acetábulo. En la cadera derecha normal, núcleo de osificación a lo largo del cuadrante inferior interno formada por la intersección de las 2 líneas. En la cadera dislocada, núcleo de osificación lateral a la intersección de las 2 líneas. S debe revelar un arco suave desde el agujero obturador a la cara inferior del cuello femoral, como en la cadera derecha. S se interrumpe en la cadera izquierda, lo que sugiere la dislocación. El índice acetabular es el ángulo formado a lo largo del techo acetabular y H, con valores más empinadas que indican displasia acetabular. Nótese también que el núcleo de osificación cabeza femoral izquierda es más pequeña, y su aspecto es más retrasado en comparación con el lado sin displasia. AI, índice acetabular; AP, anteroposterior; H, línea Hilgenreiner; P, línea Perkins; S, arco de Shenton.

Tratamiento:

El tratamiento ortopédico no quirúrgico es el tratamiento de elección frente a un diagnóstico precoz. Las principales terapias que han demostrado efectividad en el tratamiento de la DCC son:
- Arnés de Pavlik
- Cojín de Frejka
- Botas de yeso con yugo en abducción
- Calzón de yeso en posición humana

- Tracción de partes blandas con abducción progresiva
- De estos métodos el más utilizado y aceptado universalmente es el Arnés de Pavlik, está indicado en lactantes de hasta seis meses de edad con luxación perinatal típica que pueda reducirse fácilmente con la maniobra de Ortolani.

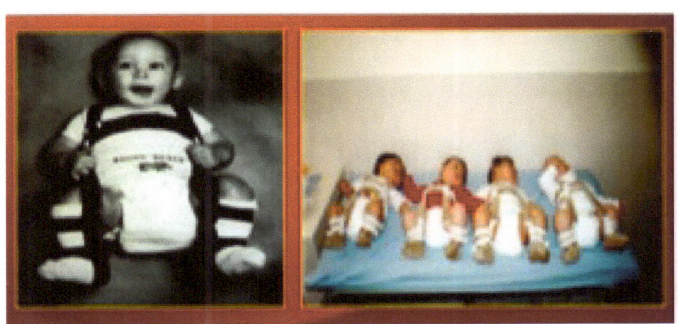

Figura 13. Arnés de Pavlik

La necrosis ósea avascular es la complicación más temida por el pronóstico funcional sombrío que puede generar. Se presenta en el 0% hasta un 28% de los niños(as) en distintas series (4). Su incidencia aumenta en relación a la severidad del compromiso de la articulación. Si bien se consignan en la literatura la parálisis del nervio femoral, las sub-luxaciones y la inestabilidad medial de rodilla, éstas son poco frecuentes y tienen relación con formas inadecuadas de uso de la órtesis.

Diversas bibliografías sugieren que generalmente en niños de 6 a 18 meses se sugiere optar por la reducción quirúrgica cerrada y en niños posteriores a los 18 meses se indica resección quirúrgica a cielo abierto.

Pronóstico:

El diagnóstico temprano de la DDC es importante y determinante en su tratamiento y pronóstico. Si el diagnóstico se realiza antes de los seis meses de edad, existe 90 a 95% de probabilidades de curación con el tratamiento conservador.

REFERENCIAS

1. Mazzi E, Prada G De, Ddc L, Ur OA, Paz L. EDUCACION MEDICA CONTINUA Displasia del desarrollo de la cadera. Rev Soc Bol PEd. 2004;0(50):57–64.
2. Abril JC, Patudo IV, Egea Gámez RM, Montero Díaz M. Displasia del desarrollo de la cadera y trastornos ortopédicos del recién nacido. Pediatr Integr. 2019;23(4): 176–86.
3. Giertych R, Concellón CB. Displasia del desarrollo de la cadera Dysplasia in the development of the hip. Rev S And Traum y Ort [Internet]. 2001;21(2):195–206. Available from: http://www.elsevier.es/,day27/10/
4. MINSAL. Displasia Luxante de Caderas. Ser Guías cínicas Minsal. 2010;29.
5. ndrango SA, Ordoñez FA. "DETERMINACIÓN DE LA PREVALENCIA DE DISPLASIA DE CADERA EN DESARROLLO EN NIÑOS DE 3 A 6 MESES MEDIANTE ESTUDIO CLÍNICO Y RADIOLÓGICO PARA DIAGNOSTICO PRECOZ Y PREVENCIÓN DE COMPLICACIONES EN LA CONSULTA EXTERNA DE PEDIATRÍA DEL HOSPITAL BACA ORTIZ QUITO 2. 2014;1–11.
6. Ortega X. Displasia del Desarrollo de la Cadera Terminología. Rev Médica Clin las Condes. 2013;15(1):19–25.
7. Homer CJ, Baltz RD, Hickson GB, Miles P V., Newman TB, Shook JE, et al. Clinical practice guideline: Early detection of developmental dysplasia of the hip. Pediatrics. 2000;105(4 I):896–905.
8. Silva-Caicedo O, Garzon DA. Antecedentes , historia y pronóstico de la displasia del desarrollo de la cadera Backgrounds , history and prognosis of hip dysplasia development. 2011;30(1):141–62.
9. Jiménez R. Luxación congénita de cadera. 2008;
10. Muñoz JP. Protocolo para el diagnóstico temprano de la Displasia Evolutiva de Cadera Objetivo Justificación y Alcances Introducción Incidencia Factores de riesgo.
11. Garc P, Mar T, Kippes O. Taller de ecografia de la cadera del lactante. 2017;513–20.
12. Cuevas GL. Mediciones básicas en displasia del desarrollo de la cadera. 2013;15:53–6.
13. Julio J, Molina R, María A, Consuegra M, Kautets L, León P De, et al. Metodología para medir la cadera en etapa cartilaginosa desde el punto de vista radiográfico Methodology to measure cartilaginous stage from the radiographic point of view. 2017;304–9.

CAPITULO 2

ABORDAJE DIAGNÓSTICO DE NEOPLASIAS MALIGNAS FRECUENTES EN ATENCIÓN PRIMARIA DE SALUD
Md. Alejandra Jazmín Granizo Rubio

Definición

El cáncer de piel es una patología caracterizada por la división rápida y desordenada de células cutáneas, principalmente de la epidermis (1). En un inicio, las células cancerígenas se localizan en la epidermis denominándose carcinoma in situ, posteriormente estas células malignas proliferan hacia tejidos adyacentes como la dermis, tejido adiposo, músculo y hueso, entonces se constituye en cáncer invasor; cuando las células se desprenden del tumor inicial, migran y se establecen en otro tejido, hablamos de cáncer metastásico (2).

La incidencia de esta patología ha incrementado notablemente a nivel mundial, razón por la cual el conocimiento práctico de este tipo de tumores es importante en entornos de atención primaria ya que el médico general o de familia será quien guíe el diagnóstico para posteriormente realizar un manejo oportuno y mejorar el pronóstico del paciente. El cáncer de piel se clasifica en tipo melanoma y no melanoma, en este grupo los más frecuentes son el carcinoma basocelular (CBC) y carcinoma escamocelular también llamado epidermoide (CEC). Por fines didácticos se analizaran las 3 neoplasias malignas más comúnmente reportadas en Ecuador (1).

Epidemiologia

Según la OMS el cáncer de piel es la neoplasia maligna más frecuente en el mundo, el CBC es el subtipo más común, en contraste el melanoma que representa solo el 2% de todos los cánceres de piel, no obstante la mayoría de las muertes son por esta causa (3).

En Ecuador las estadísticas de este tipo de neoplasias se encuentran únicamente detalladas en el registro nacional de tumores publicado en el año 2014.

En lo que se refiere a localizaciones más frecuentes por grupo de edad en hombres, se concluyó que a la edad de 14 años el cáncer de piel ocupa apenas el 6%, valor que incrementa hacia los 30 años con un 13 % y 19% en mayores de 75 años(4). Tabla1

El comportamiento epidemiológico en mujeres es similar, con un notable incremento acorde con la edad hasta llegar a ocupar el 25 % del equivalente a neoplasias en mujeres mayores de 75 años(4). Tabla 2

Del total de neoplasias de piel reportadas en el registro nacional de tumores, se concluyó que el carcinoma basocelular representa el 65% siendo el subtipo más frecuente, seguido del carcinoma de células escamosas y melanoma con un 20% y 10% del total de casos respectivamente(4). Tabla3

Motivos de Consulta Frecuente

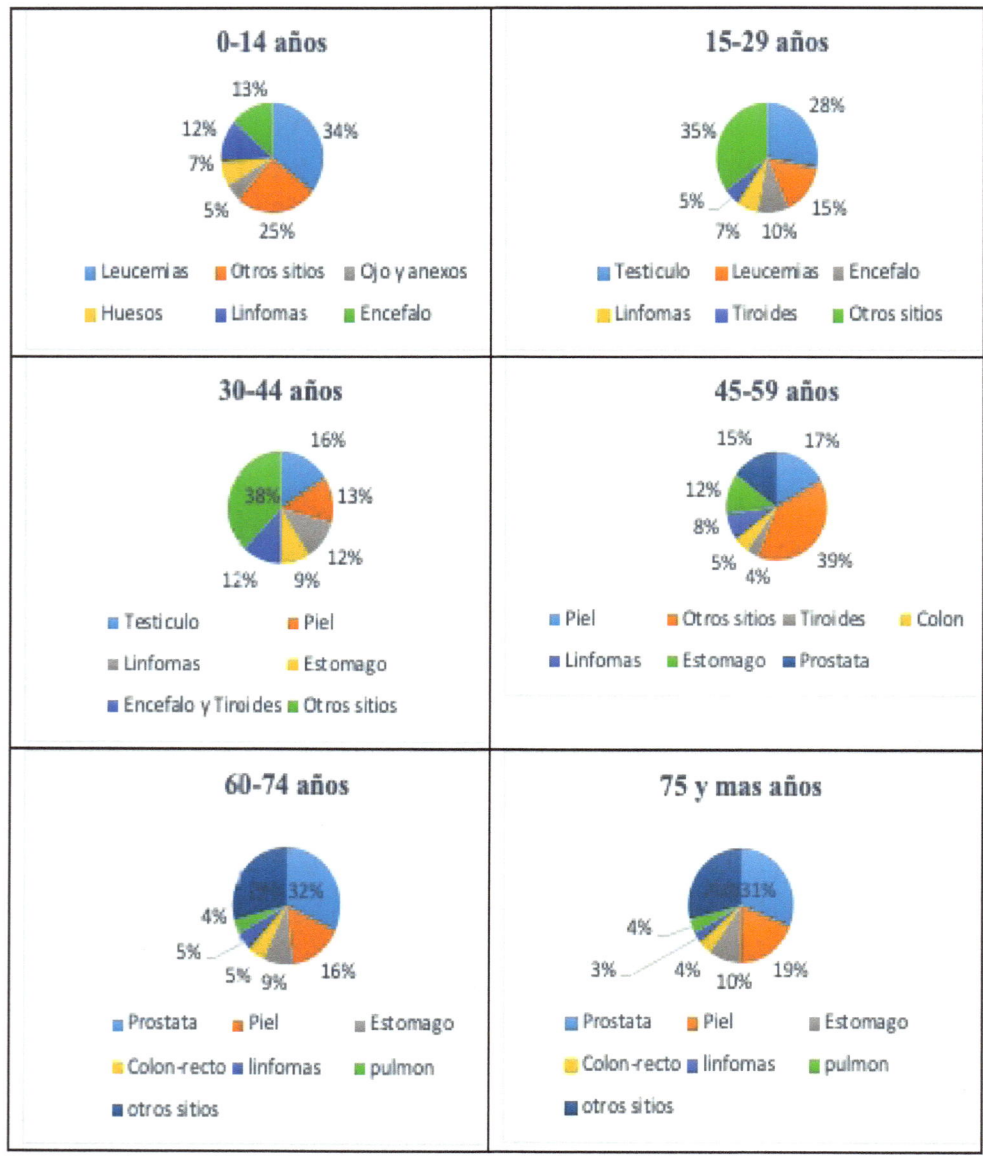

Tabla 1. Localizaciones más frecuentes por grupo de edad. Residentes en Quito. 2006-2010. Hombres. Tomado de registro nacional de tumores. SOLCA – 2014(4).

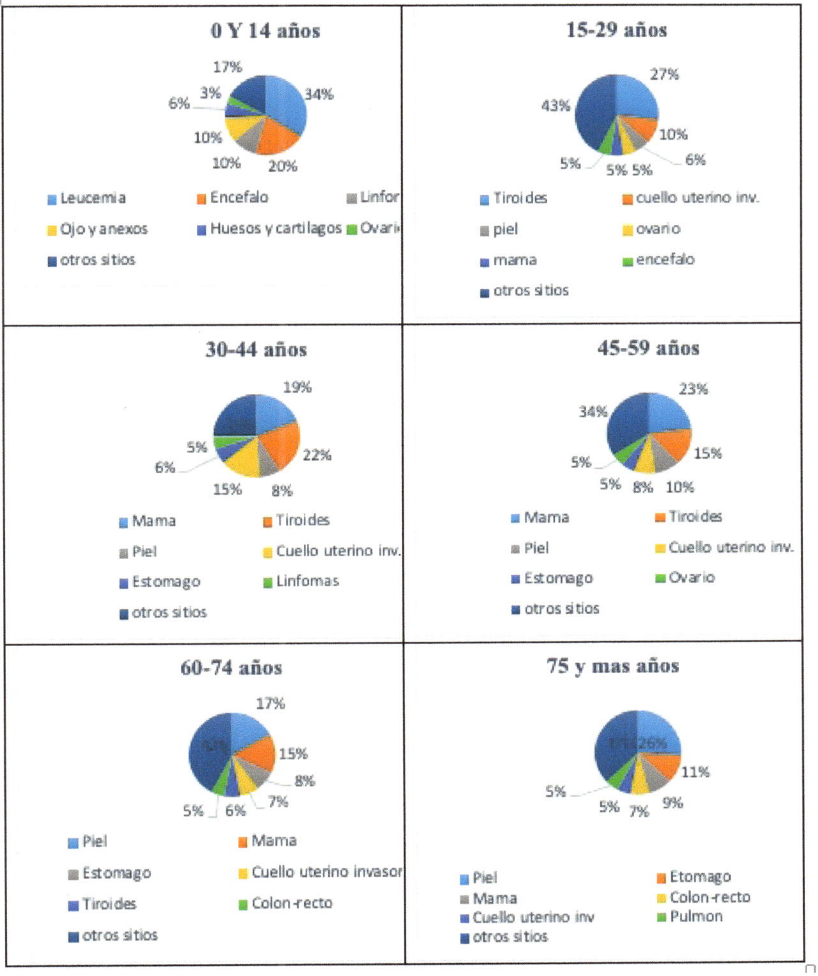

Motivos de Consulta Frecuente

0 Y 14 años
- Leucemia 34%
- Encefalo 20%
- Linfor 10%
- Ojo y anexos 10%
- Huesos y cartilagos 6%
- Ovari 3%
- otros sitios 17%

15-29 años
- Tiroides 43%
- cuello uterino inv. 27%
- piel 10%
- ovario 6%
- mama 5%
- encefalo 5%
- otros sitios 5%

30-44 años
- Mama 22%
- Tiroides 19%
- Piel 15%
- Cuello uterino inv. 8%
- Estomago 6%
- Linfomas 5%
- otros sitios

45-59 años
- Mama 34%
- Tiroides 23%
- Piel 15%
- Cuello uterino inv. 10%
- Estomago 8%
- Ovario 5%
- otros sitios 5%

60-74 años
- Piel
- Mama 17%
- Estomago 15%
- Cuello uterino invasor 8%
- Tiroides 7%
- Colon-recto 6%
- otros sitios 5%

75 y mas años
- Piel 26%
- Etomago
- Mama 11%
- Colon-recto 9%
- Cuello uterino inv 7%
- Pulmon 5%
- otros sitios 5%

2010 Mujeres. Tomado de registro nacional de tumores. SOLCA – 2014(4).

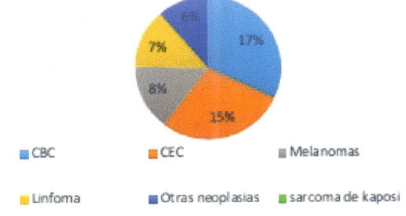

Tabla3. Epidemiologia según el subtipo de neoplasia cutánea. Residentes en Quito. 2006-2010. Tomado de registro nacional de Tumores. SOLCA – 2014(4).

Factores de riesgo y fisiopatología

La patogenia del cáncer de piel es multifactorial y entre los desencanedantes más importantes se encuentran:

- La radiación ultravioleta (RUV) es el principal agente etiológico en el desarrollo de melanoma maligno y cáncer de piel no melanoma. Su fuente principal es el sol, aunque existen otras fuentes como las cámaras de bronceado o fototerapia de uso médico(1).
- La constante fotoexposición se traduce en la aparición microscópica de atipias celulares y pérdida de la polaridad en la maduración progresiva de las células epiteliales (2), es por esto conocido que la RUV produce daño en el ADN, mutaciones genéticas, inmunosupresión, estrés oxidativo así como respuestas inflamatorias, cambios que juegan un papel fundamental en el fotoenvejecimiento cutáneo y génesis del cáncer de piel(1).
- Los tipos principales de RUV implicados en el cancer de piel son UVA (onda larga) y UVB (onda corta).
- Los rayos UVB producen daño directo en el ADN, estos son los responsables de las quemaduras solares y se estima que son los causantes de la mayoría de neoplasias que se desarrollan en la piel; el daño producido por los rayos UVA es indirecto y a largo plazo, se produce mediante la formación de radicales libres y alteración en las membranas celulares(2).
- La altura sobre el nivel del mar es un factor de riesgo considerable ligado a la RUV, pues por cada 1.000 metros de altura hay un incremento del 5% al 7% de radiación ultravioleta; es decir que los países que están sobre el eje ecuatorial y lugares de grandes alturas como la sierra ecuatoriana, tienen mayor exposición a rayos UV durante todo el año(3).
- Antecedentes familiares de primer grado y personales de cáncer de piel incrementan el riesgo.
- Fototipos de piel I y II tienen un riesgo 10 veces mayor de desarrollar cáncer de piel, comparándolos con las personas de raza negra (fototipo IV) (4). Tabla4

Otros factores que intervienen en su patogenia son la edad, sustancias carcinógenas como el arsénico, rayos X, además de traumas mecánicos o térmicos, cicatrices crónicas atróficas, infecciones, úlceras crónicas y por supuesto inmunosupresión(3).

Cuadro clínico y examen físico

Clasificación	Acción del sol sobre la piel (no protegida)	Características pigmentarias
Fototipo I	Presenta intensas quemaduras solares, casi no se pigmenta nunca y se descama de forma ostensible.	Individuos de piel muy clara, ojos azules, pelirrojos y con pecas en la piel. Su piel, habitualmente, no está expuesta al sol y es de color blanco-lechoso.
Fototipo II	Se quema fácil e intensamente, pigmentada ligeramente y descama de forma notoria.	Individuos de piel clara, pelo rubio, ojos azules y pecas, cuya piel, que no está expuesta habitualmente al sol, es blanca.
Fototipo III	Se quema moderadamente y se pigmenta con bastante facilidad de forma inmediata al exponerse al sol.	Raza caucásica de piel blanca que no está expuesta habitualmente al sol.
Fototipo IV	Se quema moderada o minimamente pigmentada con bastante facilidad y de forma inmediata al exponerse al sol.	Individuos de piel morena o ligeramente amarronada, con pelo y ojos oscuros. (mediterráneos, mongólicos, orientales)
Fototipo V	Raramente se quema, pigmenta con facilidad e intensidad (siempre presenta reacción de pigmentación inmediata).	Individuos de piel amarronada (amerindios, árabes e hispanos).
Fototipo IV	No se quema nunca y pigmenta intensamente (siempre presentan reacción de pigmentación inmediatamente).	Razas negras.

Tabla 4. Fototipos de Fitzpatrick. Tomado de Marin D. y cols.-Fototipos cutáneos. Conceptos generales(5).

La descripción del cuadro clínico suele ser muy variable y depende del subtipo de cáncer cutáneo en cuestión, descritos individualmente más adelante en este apartado, gran parte de casos son evidenciados en áreas expuestas al sol, principalmente cabeza, cuello y manos, sin embargo estas no son las únicas localizaciones de aparición, en pacientes asintomáticos que no realizan regularmente autoexamen de piel las lesiones pueden pasar desapercibidas reportándose como primer hallazgo lesiones en estadio avanzado o incluso metástasis de cáncer cutáneo primario.

CBC
Surge comúnmente en áreas expuestas al sol, sin embargo, puede ocurrir en cualquier parte del cuerpo, se divide en 4 subtipos principales: superficial, nodular, morfeiforme, ulcus rodens; la variante nodular constituye aproximadamente el 60% de los casos(6).

CBC nodular
Se presenta comúnmente en la cara como una pápula perlada, color de la piel, rosa o hiperpigmentada. La pápula generalmente tiene superficie lisa,

telangiectasias y en ocasiones úlceras(6). Figura 1.A

CBC superficial
Aparece típicamente en el tronco, como una pápula o placa con escama puede ser eritematoso o pigmentado, y su centro puede presentarse atrófico(6). Figura 1.B

CBC morfeiforme
Clínicamente representado por una placa eritematosa o del color de la piel. La lesión puede aparecer cicatrizada con induración, atrofia y bordes irregulares y mal delimitados (6).Figura 1.C

CBC ulcus rodens
Caracterizado por ser primariamente ulcerado, es el más agresivo del grupo y con mayor probabilidad de producir metástasis.(7). Figura 1.D

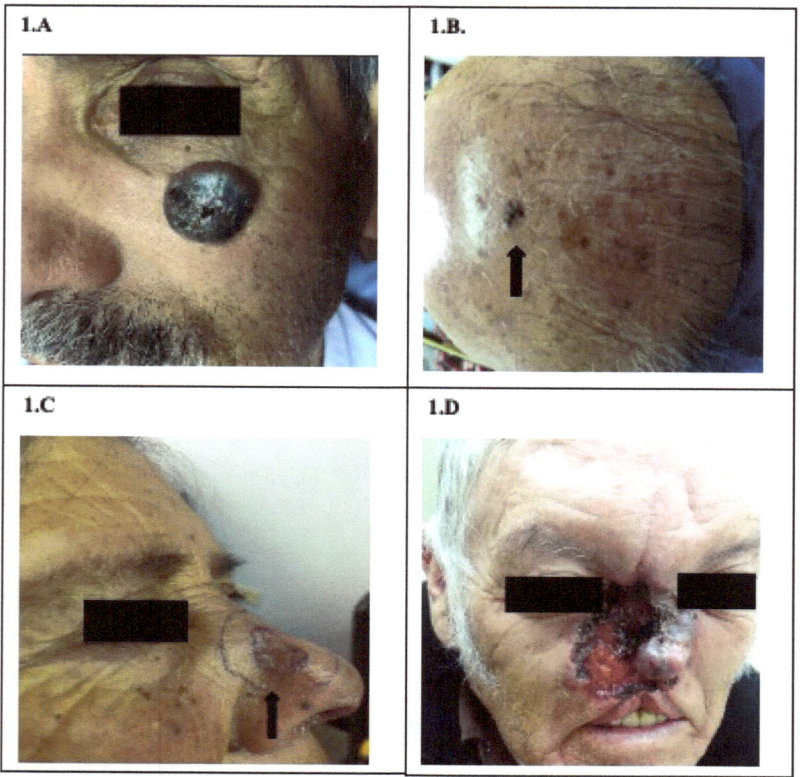

Figura 1. 1.A- CBC nodular; 1.B- CBC superficial; 1.C- CBC morfeiforme; 1.D- CBC ulcuns rodens. Fotos cortesía-Dra. Jennyfer Granizo.

Queratosis actínica (QA)
Es una neoplasia intraepidérmica temprana, que algunos autores consideran premaligna, constituida por la proliferación de queratinocitos citológicamente anormales en respuesta a la exposición prolongada a la RUV. Constituyen uno de los principales factores predictivos de riesgo para desarrollar CBC, CEC invasivo o melanoma. Aproximadamente, el 10% de los casos de QA especialmente aquellas que se infiltran o se erosionan evolucionan a CEC invasivo con la capacidad de metastatizar, mientras que en el 20-30% de los casos existe una regresión espontánea completa (8).

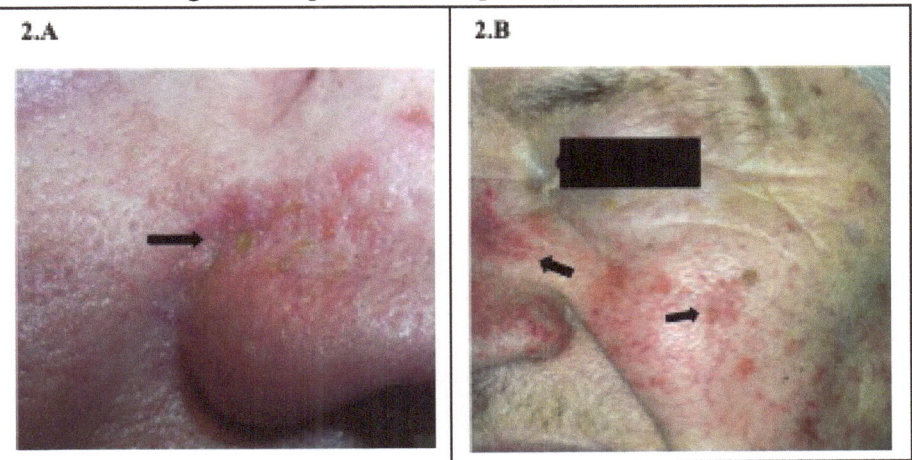

Figura 2. 2.A y 2.B- Queratosis actínica. Fotos cortesía-Dra. Jennyfer Granizo.

CEC
En la gran mayoría de casos estos tumores evolucionan desde una queratosis actínica en áreas de fotodaño crónico al igual que otras neoplasias cutáneas, no obstante pueden presentarse también en cualquier parte del cuerpo, se subdivide en:

CEC Verrucoso
Son lesiones exofíticas de crecimiento lento, con riesgo bajo de metástasis (6). Figura 3.A

CEC Ulcerativo
Lesiones que presentan crecimiento rápido y localmente invasivo, posee bordes elevados con ulceración central, se caracteriza por tener comportamiento agresivo y suele metastatizar a ganglios linfáticos (6). Figura 3.

CEC Subungueal

Se caracteriza por cambios escamosos en el lecho ungueal, edema, eritema y dolor localizado seguido de un nódulo que se ulcera (6). Figura 4

Úlcera de Marjolin

Neoplasia que se desarrolla sobre una zona de inflamación crónica (quemaduras, fístulas, osteomielitis), tiene un periodo de latencia de 32.5 años en promedio y frecuentemente metastatiza a ganglios linfáticos (2). Figura 5

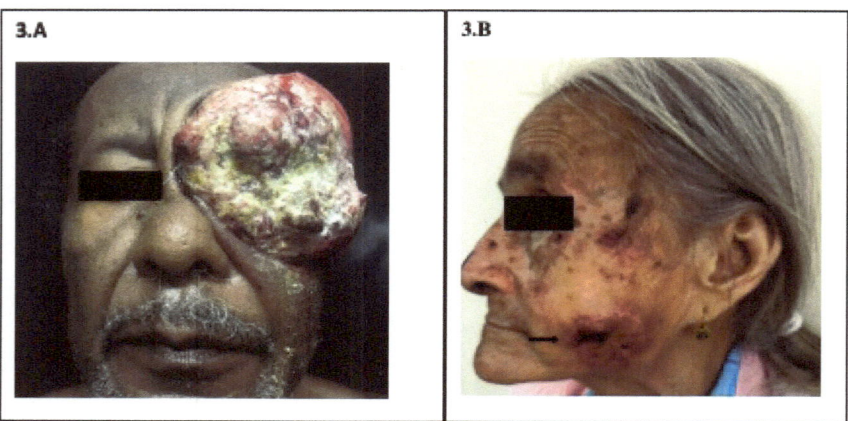

Figura 3. 3.A-CEC Verrucoso; 3.B-CEC Ulcerativo. Fotos cortesía-Dra. Jennyfer Granizo.

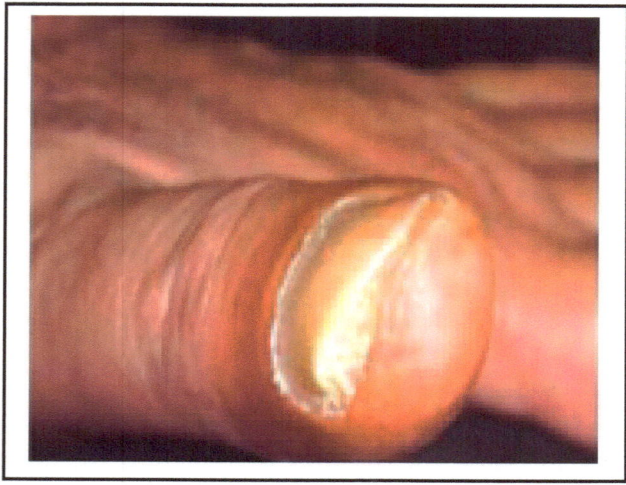

Figura 4. CEC subungueal. Tomado de Vega GMT y cols. CEC subungueal con invasión ósea.

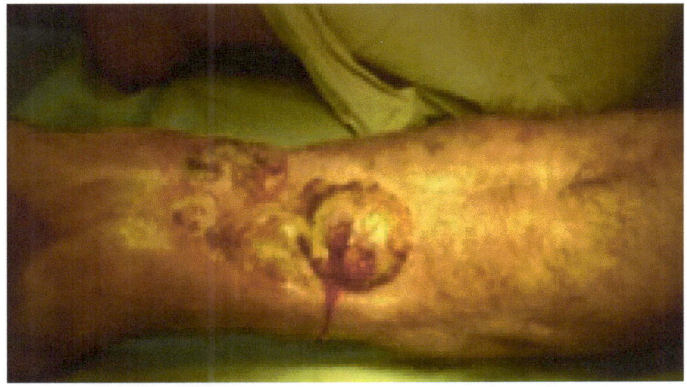

Figura 5. Úlcera de Marjolin. Tomado de Morales PS y cols. Marjolin's Ulcer. A Case Report.

Melanoma

Suele aparecer de novo o muy rara vez a partir de una lesión precursora. Durante la exploración física se debe identificar la presencia de lesiones para lo cual el médico debe emplear la nemotecnia del ABCDE (7). Tabla 5

A-simetría	Una lesión benigna imaginariamente dividida en dos mitades, debe verse igual en ambas partes. En el melanoma se ve diferente, es decir, asimétrico.
B-ordes irregulares	En una lesión benigna los bordes son regulares y definidos, mientras, en un melanoma, los bordes son irregulares, desiguales, dentados, poco definidos.
C-olor no homogéneo	Una lesión benigna tiene un mismo color en su superficie, cuando se observan dos o más tonalidades se considera sospechoso. El color puede incluir sombras marrones o negras, también manchas
D-iámetro > a 6mm	Las lesiones mayores a 6 mm son sospechosas.
E-volución	Se puede tomar en cuenta presencia de inflamación, sangrado, costras, aumento de tamaño o cambios sensoriales.

*Tabla 5. Nemotecnia **ABCDE** en melanoma tomado de Linares M y cols.-Skin cáncer(6).*

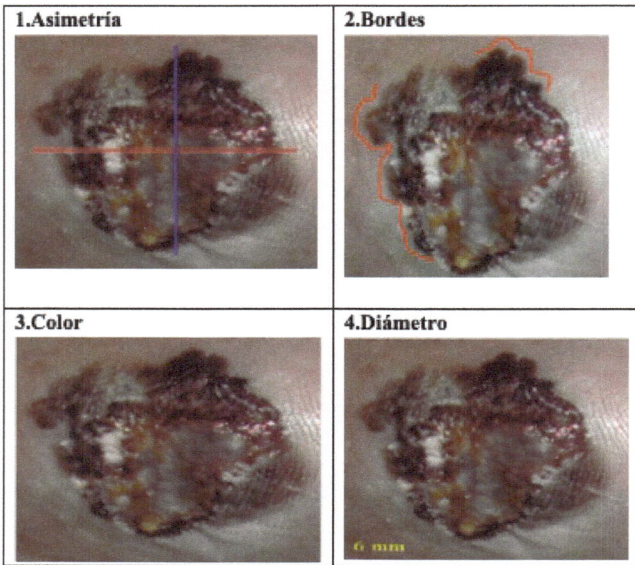

Figura 6. ABCDE en melanoma. Tomado de Atlas de Dermatología Oncológica-Instituto Nacional de Cancerología ESE.

Hasta el 60% de los melanomas pueden ser diagnosticados exclusivamente por las características clínicas descritas previamente. Figura 7
El diagnóstico definitivo se lo realiza mediante estudio histopatológico (7).

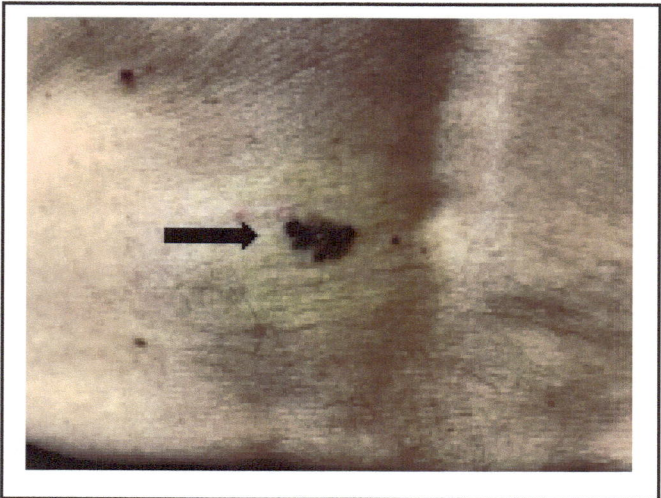

Figura 7. Melanoma. Fotos cortesía-Dra. Jennyfer Granizo.

Diagnóstico

Aunque no se trata de que exista una consulta exclusiva para desarrollar las actividades propias de prevención y detección del cáncer de piel, el médico debe participar activamente en estas. Se trata más bien que dentro de la consulta rutinaria por cualquier motivo, si el paciente refiere cambios en la piel, o si durante el examen clínico el médico observa signos sugestivos de cáncer de piel, se proceda a valorar sus características y la existencia de factores de riesgo.(piel)

En el caso de tener alta sospecha sobre una lesión posiblemente maligna se debe iniciar el proceso de referencia a dermatología para que el médico especialista sea quien realice el respectivo estudio dermatoscopico, histopatológico así como estadificación del caso y de esta manera direccionar el tratamiento correspondiente. A pesar de que la realización de una biopsia puede ser un procedimiento sencillo, es necesario tener bases dermatooncológicas adecuadas para realizarlo de forma correcta.

Por otro lado, para el diagnóstico de las queratosis actínicas, la herramienta más útil es el examen clínico.

Tratamiento

El tratamiento dependerá del tipo de cáncer cutáneo y se describe a continuación en las Tablas 6-7-8-9-10 y 11.

Modalidades de tratamiento en CBC	
1. Tratamiento quirúrgico	
1.1 Cirugía micrográfica de Mohs	Opción más adecuada para CBC de alto riesgo primarios o recurrentes. Es un procedimiento costoso, y de alta especialidad que no se encuentra al alcance del servicio de medicina pública.
1.2 Cirugía convencional	Es útil para CBC de bajo riesgo, o de alto riesgo en caso de no contar con cirugía de Mohs, en este caso puede realizarse control de márgenes quirúrgicos mediante congelación transoperatoria.
1.3 Curetaje y electrocauterización	Es una alternativa para lesiones de bajo riesgo, en pacientes no candidatos a cirugía por edad avanzada o comorbilidades. No debe ser propuesto en pacientes con cáncer de riesgo alto ni en recurrencias.

Tabla 6. Modalidades de tratamiento en CBC-tratamiento quirúrgico Tomado de Prevención, diagnóstico y tratamiento del CBC- GPC. Gobierno federal de México.

Modalidades de tratamiento en CBC	
1. Tratamiento no quirúrgico	
2.1 Inmunomodulación	La aplicación tópica de Imiquimod como alternativa de tratamiento en pacientes con CBC primario superficial pequeño.
2.2 Quimioterapia tópica	5 Fluoracilo tópico debe reservarse para pacientes con CBC superficial y aquellos en los que no se pueda emplear otra opción de tratamiento.
2.3 Terapia fotodinámica	Se puede recurrir a esta técnica en pacientes con CBC superficiales primarios y nodulares de bajo riesgo
2.4 Crioterapia	Técnica útil en CBC de bajo riesgo, en pacientes de edad avanzada con múltiples comorbilidades.
2.5 Radioterapia	Se recomienda radioterapia radical en pacientes no candidatos a cirugía o bien en lesiones localizadas en áreas que comprometan la funcionalidad.

Tabla 7. Modalidades de tratamiento en CBC-tratamiento no quirúrgico Tomado de Prevención, diagnóstico y tratamiento del CBC- GPC. Gobierno federal de México

Modalidades de tratamiento en CEC	
1. Tratamiento quirúrgico	
1.1 Cirugía convencional	La cirugía con resección convencional continúa siendo el tratamiento de elección en personas con carcinoma escamocelular de alto riesgo. En ciertos casos asociado a vaciamietno ganglionar.
1.2 Cirugía micrográfica de Mohs	Casos en los que los márgenes amplios pueden dar lugar a un compromiso funcional, recidivas o lesiones mal delimitadas.
1.3 Criocirugía, curetaje y electrocirugía	Es una opción útil en CEC in situ

Tabla 8. Modalidades de tratamiento en CEC-tratamiento quirúrgico Tomado de Cañuelo J. y cols. Pronostico y tratamiento del carcinoma epidermoide cutáneo(9).

Modalidades de tratamiento en CEC	
1. Tratamiento no quirúrgico	
2.1 Radioterapia	Se utiliza comúnmente en combinación con cirugía o como primera línea en pacientes no candidatos a cirugía.
2.2 Terapia tópica y fotodinámica	Opciones de tratamiento en CEC in situ

Tabla 9 Modalidades de tratamiento en CEC-tratamiento no quirúrgico Tomado de Uribe E. y cols. CEC de alto riesgo : definición, diagnóstico y manejo(10).

Modalidades de tratamiento en melanoma	
1. Tratamiento quirúrgico	
1.1 Cirugía convencional	Primera línea de tratamiento, La extirpación del melanoma, cuando éste está limitado a la epidermis y no sobrepasa la membrana basal, supone una supervivencia de 100%. Los márgenes adecuados se definen según el grado de invasión del tumor (Escala de Breslow)
1.2 Biopsia del ganglio centinela	Técnica utilizada para diferenciar entre pacientes con afectación ganglionar clínicamente oculta y aquéllos sin metástasis linfática, posee alta sensibilidad y especificidad para la estadificación ganglionar, constituye el factor más importante para predecir la supervivencia.

Tabla 10. Modalidades de tratamiento en melanoma-tratamiento quirúrgico Tomado de Camacho C. Actualidades para el tratamiento del melanoma metastásico(11).

Modalidades de tratamiento en melanoma	
1. Tratamiento no quirúrgico	
2.1 tratamiento adyuvante con inmunoterapia	inmunoterapia inespecífica, inmunoterapia activa específica, inmunoquimioterapia,; no obstante, ninguna de estas modalidades terapéuticas ha mejorado la supervivencia.
2.2 Quimioterapia	Usado para el tratamiento del melanoma recurrente o metastásico e incluye Quimioterapia, Inhibidores de la transducción de señales, Inhibidores de BRAF, Inhibidores de c-KIT.

Tabla 11. Modalidades de tratamiento en melanoma-tratamiento quirúrgico Tomado de Camacho C. Actualidades para el tratamiento del melanoma metastásico(11).

Prevención

En general, las medidas profilácticas tienen una especial relevancia en el cáncer de piel, respecto a otros tipos de tumores. Dado que uno de los principales factores de riesgo asociados a la aparición del cáncer cutáneo es la exposición a RUV la limitación de este factor representa una de las principales estrategias a nivel de prevención primaria de esta patología(8).

Pronóstico

El pronóstico dependerá del subtipo de cáncer de piel, en el caso de cáncer cutáneo no melanoma depende del tipo de lesión de la que se trate en particular, debido al distinto comportamiento biológico de cada una, de factores inherentes al propio paciente, así como a sus comorbilidades, y factores medioambientales que puedan incidir en el desarrollo y evolución de la lesión cutánea, los pacientes con inmunosupresión tienen una mayor tendencia a desarrollar un mayor número de lesiones de difícil tratamiento(9).

La National Comprehensive Cancer Network (NCCN) sugiere en enfermedad local revisión cada tres a seis meses por dos años; luego, cada seis a 12 meses hasta los cinco años; posteriormente, anual (8).

En el melanoma el pronóstico depende del estadio de la lesión al momento del diagnóstico. Para los estadios I y II (enfermedad localizada) la supervivencia a 5 - 10 años puede ser superior al 90%; la mayoría de las recurrencias ocurren en los primeros 5 años tras el tratamiento, aunque existe la posibilidad de recurrencias tardías (> 10 años) en un 1-5% de los casos. En el estadio III

I (afectación ganglionar) la supervivencia a 5 años se reduce a un 38 - 78%, cuando se desarrolla enfermedad metastásica (estadio IV), el pronóstico es pobre y la supervivencia no suele ir más allá de 6-8 meses (8).

REFERENCIAS

1. Gordon R. Skin cáncer: an overview of epidemiology and risk facts. Elsiever (Alab) 2013;29(3): 160-169.
2. Gaviria A, Ruiz F, Osorio E, Ramirez F. Manual para la detección temprana del cáncer de piel. Bogota;Instituto Nacional de Cancerologia- ESE;2015.
3. Gutierrez R. Cancer de piel.Med UNAM (Pasc) 2003;46(4):166-171.
4. Registro nacional de Tumores. SOLCA – 2014
5. Marín D, Del Pozo A. Fototipos cutáneos. Conceptos generales.OFFARM(Barc)2005;24(5): 136-137.
6. Linares M, Zakaria A, Nizram P. Skin cáncer.Elsevier 2015;42(5):645-659.
7. Telich J, Monter A, Baldin A, Apelliniz A. Diagnóstico y tratamiento de los tumores malignos de piel. Acta medica grupo Ang. 2017;15(2): 154-160
8. Consejo general de colegios oficiales farmacéuticos. México: Punto farmacológico(135);2019.
9. Cañueto J, Romancurto C. Pronostico y tratamiento del carcinoma epdermoide cutáneo. Elsevier-Piel (Barc) 2017.
10. Uribe E, Londoño A, Jimenez G, Sanabria A, Mejia M. Carcinoma escamocelular de la piel de alto riesgo: definición, diagnóstico y manejo. Med Cutan Iber Latin Am.2017;45(1):8-13.
11. Camacho C, Gerson R, Góngora M, Villalobos A, Blanco Y, Lopez O. Actualidades para el tratamiento del melanoma metastasico.An Med(Mex)2017; 62(3): 196-207.

CAPITULO 3

DERMATITIS EN ÁREA DEL PAÑAL
Md.Maria Gabriela Castillo Benavides

Definicion

La dermatitis del pañal (DD) se refiere, en sentido amplio, a cualquier enfermedad cutánea que se manifiesta sólo o principalmente en la zona que cubre el pañal. No obstante, es preferible usar el concepto de "dermatitis irritativa del área del pañal" como: la reacción inflamatoria de la piel cubierta por el pañal (abdominal, perineal y glútea), de tipo irritativo, originada por el contacto prolongado de esta superficie cutánea con la orina, las heces y otras sustancias (detergentes, plásticos, perfumes...). (1)

Epidemiología

La DD es una de las afecciones cutáneas más comunes en recién nacidos y lactantes y puede causar molestias y estrés tanto a los lactantes como a sus padres o cuidadores. La incidencia y prevalencia de DD reportadas en la literatura actual y en todo el mundo varía mucho. Aproximadamente del 50% al 65% de los bebés sufrirán de dermatitis del pañal en algún momento. La prevalencia de DD supuestamente alcanza su pico alrededor de los nueve a doce meses de edad. La DD puede variar en severidad: de un grupo dado de pacientes con DD, el 58% tiene una erupción leve, el 34% una erupción moderada y el 8% una erupción severa. El 7% de los padres cuyos bebés tienen dermatitis del pañal visitan a un médico de atención primaria. (2)

Etiopatogenia

El desarrollo de DD es multifactorial. La piel del recién nacido exhibe una inmadurez cutánea y una mayor susceptibilidad a la ruptura de la barrera cutánea o la absorción percutánea. (2).

Uno de los factores es la humedad excesiva y prolongada de la piel. Esta incrementa la fricción, disminuye la función de barrera, y causa una mayor sensibilidad a sustancias irritantes. En el pasado, el amoníaco derivado de la urea en la orina, fue catalogado como el responsable de la dermatitis del pañal. Más recientemente se ha establecido que son el pH alcalino de la orina y las bacterias fecales los factores primarios, las enzimas producidas por dichas bacterias. Las proteasas y lipasas pancreáticas en las heces (las cuales se activan en un medio alcalino) actuarían como agentes irritantes iniciales. Adicionalmente, las ureasas producidas por bacterias fecales, generan un aumento adicional del pH. Esto explica por qué es más probable que aparezca la dermatitis del pañal en niños alimentados con fórmula, que en los que reciben lactancia materna exclusiva. Las fórmulas de leche de vaca son colonizadas por un mayor número de bacterias productoras de ureasa. En síntesis, el uso

humedad y los factores detallados anteriormente, conducen a la ruptura de la función de barrera de la capa córnea. (3) Figura 1.

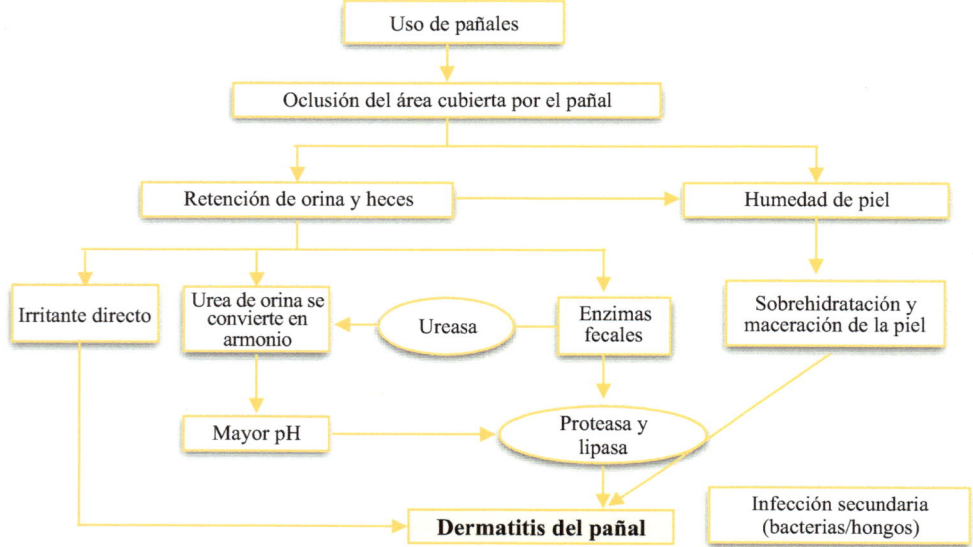

Figura 1. Etiopatogenia de la dermatitis del pañal.

Otros factores que agravan la dermatitis del pañal

Distintos estudios clínicos han demostrado la contribución de otros factores al aumento de la probabilidad de desarrollar cuadros de dermatitis del área del pañal. Son los siguientes:

- Sustancias irritantes que contribuyen a afectar la integridad de la piel. Jabones, detergentes antisépticos, tratamientos por vía tópica (productos que aumentan o perpetúan el daño de la zona).
- Falta de higiene y cuidados cosméticos incompletos e incorrectos. Escasa frecuencia en el cambio de pañal, lo que provoca una maceración de la piel. Falta de aireamiento, que comporta un aumento de la humedad y temperatura de la zona.
- Infecciones secundarias frecuentes. Secundariamente, Candida albicans (germen más común) puede sobre infectar la zona afectada y empeorar el cuadro.
- Utilización de antimicrobianos de amplio espectro. Amoxicilina, macrólidos, quinolonas y determinadas cefalosporinas están relacionadas con un aumento de Candida albicans en el área gastrointestinal y en la piel de la zona del pañal.
- Condiciones de salud del niño. Se ha observado mayor incidencia en niños

con diarrea, infecciones del tracto respiratorio y fiebre. En el caso de la diarrea la relación se explica fácilmente, puesto que la piel está más expuesta a los irritantes fecales.

Condición de «niño atópico». Los niños que presentan una dermatitis atópica o seborreica son más susceptibles de padecer dermatitis del pañal, debido a que estas afecciones predisponen a la maceración. siguen una lactancia artificial. (4)

Clínica

La DD se caracteriza por eritema confluente, pápulas eritematosas, edema y descamación en las áreas convexas que están en contacto directo con el pañal, incluyendo las nalgas, el abdomen inferior, los genitales y las raíces de los muslos., Los pliegues están usualmente respetados al no estar en contacto directo con el pañal. (5). Figura 2

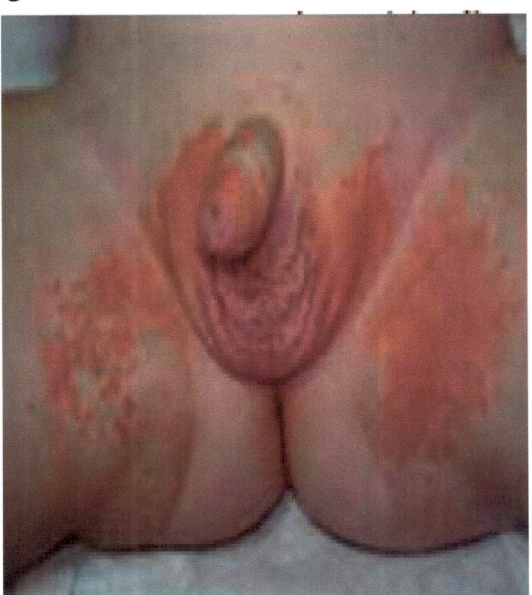

Figura 2. Dermatitis del pañal en su fase inicial de afectación.

La gravedad de la DD varía desde eritema leve asintomático hasta inflamación severa. La forma leve se caracteriza por algunas pápulas eritematosas aisladas o eritema asintomático leve en áreas limitadas de la piel con maceración mínima. La forma moderada se caracteriza por eritema más extenso con maceración o erosiones superficiales y se acompaña de dolor. Figura 3. La forma grave se caracteriza por eritema extenso con una apariencia brillante, erosiones dolorosas, pápulas y nódulos. (5) Figura 4.

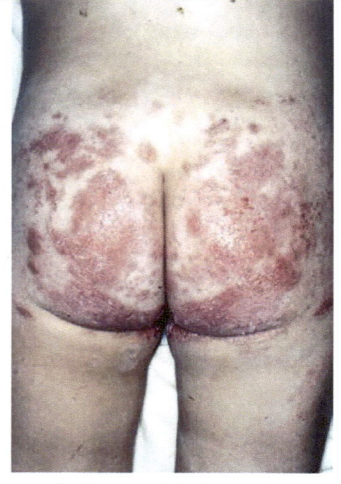

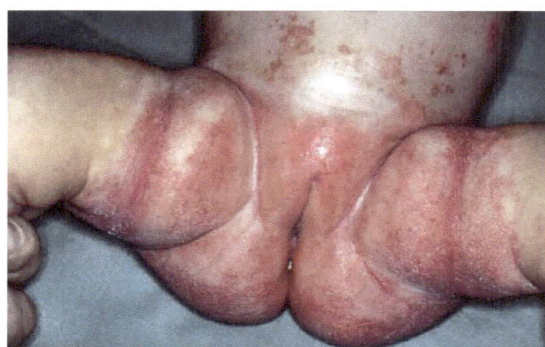

Figura 4. Dermatitis irritativa severa.

Figura 3. Dermatitis irritativa moderada.

Clasificación
Según la presentación clínica, podemos clasificar la DD en diferentes tipos:

1.-Dermatitis irritativa lateral
Presencia de una placa eritematosa, triangular invertida unilateral, que se debe a una dermatitis irritativa o alérgica por contacto con la lengüeta de plástico de los pañales. (7) Suele afectar a niños gruesos. (6)

2.-Dermatitis irritativa perianal
Se debe a la irritación de la zona anal y perianal por el contacto prolongado o repetido con las heces y/o la fricción excesiva con productos de limpieza (toallitas, jabones, etc.). (6, 7)

3.-Dermatitis irritativa de zonas convexas
a) Eritema en W: se trata de un eritema en las regiones glúteas, genitales y superficie convexas de los muslos, dejando libre el fondo de los pliegues. Figura 5

b) Eritema confluyente: es un eritema más vivo e intenso, con afectación de los pliegues y signos de exudación.

c) Dermatitis erosiva del pañal, en las que hay ulceraciones superficiales en sacabocados, salpicadas, en número reducido.

4.-Dermatitis irritativa por químicos. Se produce una irritación cutánea primaria por la aplicación de sustancias antisépticas, detergentes, cáusticos o perfumes en la zona del pañal.(6,7, 8).

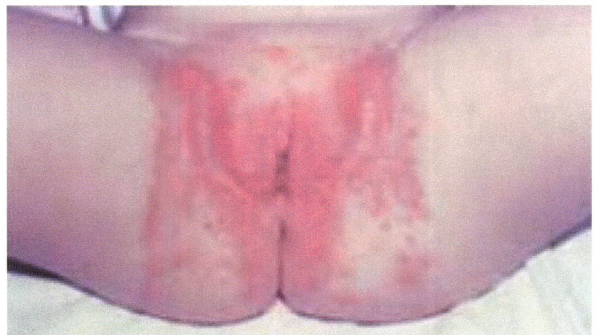

Figura 5. Eritema del pañal mixto (forma en W y confluyente).

Complicaciones
Las más habituales son de tipo infeccioso, especialmente la sobreinfección por Candida albicans, que se manifiesta clínicamente como eritema intenso de tinte rojo violáceo con formación de pápulas y pápulo-pústulas de extensión periférica. (1,9,10) Figura 6

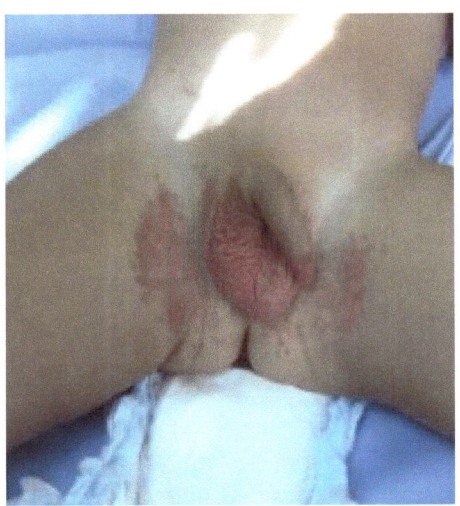

Figura 6. Candidiasis del pañal, placas eritematosas y lesiones satélites.

El llamado granuloma glúteo infantil es una complicación de una dermatitis del pañal asociada a la utilización de corticoides tópicos de alta potencia, caracterizada por la aparición de nódulos violáceos o purpúricos de hasta 2 ó 3 cm de diámetro. (6) Figura 7. En el examen histológico se observa infiltración mixta (neutrófilos, células plasmáticas, linfocitos, eosinófilos). (10)

Motivos de Consulta Frecuente

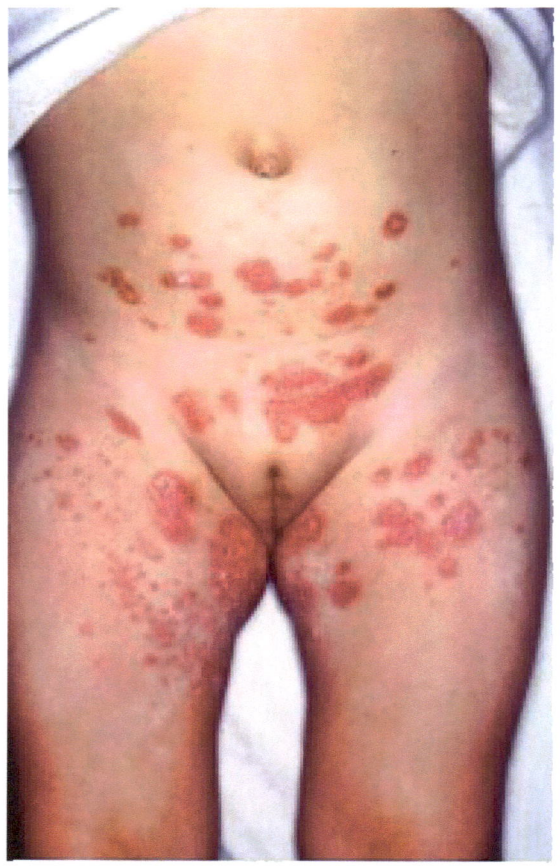

La hipopigmentación o cicatrización son complicaciones de dermatitis del pañal moderadas o severas. (6)

Diagnóstico
La evaluación de un paciente con inflamación cutánea en el área del pañal debe enfocarse en determinar si corresponde por sus características a una DD, la exacerbación de una dermatosis como dermatitis seborreica o dermatitis atópica, o bien, ser la manifestación de otras patologías no relacionadas, pero que se observan en el área del pañal. Por ello, además de lo que demuestre la exploración física, el interrogatorio dirigido puede ayudar a identificar factores contribuyentes o predisponentes que favorezcan el desarrollo de la DD. Es importante obtener información sobre el tipo de pañal utilizado, la frecuencia con la que se cambia el pañal, y si se utilizan pañales de tela, cuál es el método de limpieza utilizado. Además, es necesario conocer cómo se realiza el aseo del

área del pañal (jabones, limpiadores, toallitas húmedas, etc.) y qué tratamientos previos se han recibido.

Por otro lado, si el cuadro clínico lo sugiere, se debe investigar exposición a enfermedades contagiosas (escabiasis, herpes simple, etc.), si se acompaña de diarrea o algún síntoma sistémico; antecedente de enfermedades alérgicas, dermatológicas o infecciosas; antecedentes familiares de psoriasis o atopia y el uso previo de antibióticos.

El diagnóstico de DD es un diagnóstico clínico; sin embargo, existen ciertos estudios de laboratorio que pueden ayudar a confirmar la etiología en casos atípicos o recalcitrantes: el examen directo con hidróxido de potasio y/o cultivos pueden identificar la presencia de Cándida; el raspado de un túnel o la dermatoscopia permiten identificar al ácaro que produce la escabiasis, o sus excretas; la prueba de Tzanck para la identificación de células gigantes multinucleadas sugestivas de infección por virus del herpes; o cultivos para descartar infecciones por estafilococo dorado o estreptococo beta hemolítico del grupo A. La biopsia cutánea sólo se realizará en casos en que la dermatosis es atípica o no responde al tratamiento convencional. (5)

Los diagnósticos diferenciales de la DD están descritos en la Tabla 1.

Tabla 1. Diagnóstico Diferencial de la Dermatitis del Pañal	
Milaria	Es una lesión bastante común, debida a un exceso de sudoración local asociado a obstrucción relativa del orificio del conducto sudoríparo. Se producen pápulas eritematosas aisladas, a veces coronadas por una vesícula o una pequeña pústula. (8)
Dermatitis seborreica	Se caracteriza por placas eritematosas bien circunscritas con escama grasosa amarillenta más prominente en los pliegues. En el área del pañal los pliegues inguinales son los más afectados. Rara vez está únicamente localizada en el área del pañal, La mayoría de los lactantes tiene también afección de piel cabelluda, cara, cuello y otros pliegues. (5)
Psoriasis	Antecedentes familiares de psoriasis y nula respuesta al tratamiento habitual con corticoides tópicos de baja potencia. (7) Se manifiesta por la aparición de placas delimitadas de color rojo rubí y escamas finas plateadas que surgen en las zonas convexas y que también pueden afectar los pliegues. Puede extenderse a tronco, extremidades, axilas, cuello, cara y cuero cabelludo. (4)

Dermatitis atópica	La dermatitis atópica suele respetar el área del pañal, pero en ocasiones, generalmente en el contexto de lesiones generalizadas, también afecta a esa zona. Son lesiones eritematosas de bordes mal definidos. (1) Además se pueden observar lesiones en otras áreas del cuerpo acompañadas de prurito y puede existir historia familiar de atopia.(5)
Vitíligo	El vitíligo plantea el diagnóstico diferencial con las lesiones hipocrómicas, postinflamatorias que pueden ocurrir en la dermatitis del pañal cuando curan las lesiones agudas. El vitíligo aparece también en otras localizaciones (alrededor de ojos y labios, dorso de manos, codos, rodillas, axilas, inglés, ombligo, etc.) y presenta antecedentes familiares. Las lesiones típicas son: máculas blancas, asintomáticas de tamaño variable (desde mm hasta cm), que se encuentran rodeadas de piel normal. (1)
Deficiencia de biotina	Las manifestaciones cutáneas son similares a las de la acrodermatitis enteropática: lesiones eritemato descamativas periorificiales. (1) Aparición de glositis, alopecia, conjuntivitis y alteraciones neurológicas si no se diagnostica a tiempo y se trata con biotina. (7)
Acrodermatitis enteropática	Es una enfermedad recesiva autosómica rara, las lesiones cutáneas presentan eritema brillante, simétrico, con descamación marginal y vesículas, ampollas, pústulas, erosiones, costras melicéricas y placas escamosas bien delimitadas. Se distribuye de forma simétrica por las áreas vecinas a la boca, las extremidades (incluyendo manos y pies) y el área del pañal. En la zona del pañal se extiende a partir de la zona perianal y es frecuente la sobreinfección por *Candida albicans.(4)*
Hemangiomas	Cuando se presentan en el área del pañal, los hemangiomas infantiles pueden confundirse con eritema y con frecuencia se ulceran (más del 50%). Cuando las lesiones son extensas, es preciso tener en cuenta su asociación con anomalías extracutáneas (urogenitales, renales, etc.) (9)
Enfermedad ampollosa crónica benigna infantil	Se caracteriza por la aparición de ampollas tensas, a menudo agrupadas sobre una piel inflamada, en periné y, también, en otras localizaciones (periorales e intraorales sobre todo, pero también en cualquier otra localización). Las lesiones nuevas van apareciendo alrededor de las antiguas formando un collarete. (9)

Enfermedad de Kawasaki	La mayoría de los pacientes tienen un eritema importante y, a veces, pápulas en ingles, que se descaman rápidamente. Se acompañan de: fiebre alta mantenida, adenopatías cervicales, inyección conjuntival, labios rojos, secos y fisurados, lengua aframbuesada, eritema y/o edema de manos y pies con
Escabiosis	Es una dermatosis diseminada y pruriginosa constituida por pápulas, vesículas y túneles. En los lactantes con frecuencia afecta el área del pañal, las palmas y las plantas. Los familiares cercanos presentan lesiones similares, con prurito de predominio nocturno. (5)
Histiocitosis de células de Langerhans	Se caracteriza por pápulas rojo/naranja o café/amarillo, erosiones o petequias en ingles, regiones intertriginosas y la piel cabelluda. (5)
Sífilis congénita	Antecedente de sífilis en la madre gestante. (7). Se pueden observar en el área del pañal y/o alrededor de la boca y nariz y se caracterizan por máculas, pápulas escamosas y erosiones, así como pápulas perianales. (5)
Infección por el virus Coxsackie	La enfermedad boca-mano-pie, cursa en un porcentaje importante de casos con un exantema vesículo ampolloso y erosivo en otras localizaciones y especialmente en áreas donde hay una dermatitis previa, como es la dermatitis del pañal. (9)
Herpes simple	El herpes simple neonatal (perinatal) aparece en los primeros días o semanas después del parto en forma de vesículas o ampollas que progresan a erosiones, a veces, en sacabocados. (9)
Dermatitis perianal estreptocócica	La infección estreptocócica perianal por estreptococos del grupo A beta hemolítico, se caracteriza por un eritema brillante, perianal, sin lesiones satélite, aunque puede extenderse hacia el periné. Hay dolor y puede haber fiebre. (9)

Prevención y abordaje terapéutico
El abordaje de la DD debe ir orientado tanto hacia la prevención como al tratamiento sintomático de las lesiones establecidas.

Prevención
El objetivo de las prácticas adecuadas de cuidado de la piel para prevenir la DD es apoyar la función de barrera de la piel, mantener la sequedad, reducir la

fricción y limitar la exposición a irritantes. (orina, heces). (2)
La clave para prevenir y manejar la DD es el conocimiento de su etiología y la eliminación de los factores causales y la educación a los padres o cuidadores. (2) (Tabla 2)

Tabla 2. Prevención de la dermatitis del pañal mediante la eliminación de factores causales.(2)

Factor causal	Efecto	Intervención
Humedad prolongada y excesiva	Fricción	○ Cambio frecuente de pañales. ○ Pañal superabsorbente.
○ Orina alcalina ○ Heces	○ Interrupción del equilibrio del pH. ○ Sobrecrecimiento microbiano ○ Activación de lipasas fecales, proteasas endógenas y exógenas ○ Maceración de la piel ○ Mayor permeabilidad	○ Pañal superabsorbente. ○ Limpieza con toallitas o algodón y agua. ○ Emoliente tópico ○ Educación
Limpieza con jabón y detergentes	Mayor ruptura de la barrera cutánea	○ No utilizar jabones ni detergentes. ○ Limpieza con toallitas o algodón y agua. ○ Emoliente tópico

En la mayoría de los casos el manejo de la DD incluye: cuidados generales de la piel, elección del pañal, uso de preparaciones tópicas de barrera, toallitas húmedas y otros. (5)

Cuidado de la piel: baño y limpieza
Las recomendaciones acerca de la frecuencia de los baños pueden variar mucho entre regiones y países según la cultura de cada lugar. En nuestro medio se recomienda el baño diario. Por otro lado, en una revisión realizada por Atherton3 se concluía que una frecuencia superior a 2 baños al día puede resecar la piel y predisponer a la DD; el baño debe ser corto, de no más de 5-10 minutos, y con agua templada próxima a la temperatura corporal. (7)

Se aconseja realizar una buena higiene de la zona, que debe permanecer limpia y seca. Debe secarse la piel de forma delicada (p. ej., con una toalla suave), evitando la fricción excesiva3,13. Se recomienda que los productos sean de tipo líquido, sin detergentes ni perfumes y con un pH neutro o ligeramente acido, ya que presentan la ventaja de que no alteran el manto acido de la piel y permiten que conserve sus propiedades antimicrobianas. (7)

Toallitas húmedas
Varios estudios en la literatura actual han comparado directamente el efecto del algodón y el agua versus las toallitas húmedas sobre los parámetros clínicos de la piel y la función protectora de la piel. Visscher compararon dos tipos de toallitas húmedas con tela y agua (n = 131 neonatos en la unidad de cuidados intensivos neonatales); El eritema perineal y la pérdida de agua transepidérmica (TEWL) fueron significativamente menores para ambas toallitas en comparación con la tela y el agua. García Bartels et al compararon toallitas húmedas para bebés con algodón y agua en un estudio en 44 recién nacidos a término; Se encontró una TEWL significativamente menor en el área de los glúteos en el grupo usando toallitas húmedas para bebés en comparación con el agua.(2)

las toallitas deben estar libres de irritantes potenciales, como alcohol, fragancias, aceites esenciales, jabón, tensioactivos subóptimos y detergentes fuertes (p. Ej., Laurilsulfato de sodio).Los profesionales deben ser conscientes de la dermatitis alérgica de contacto en los niños en relación con las sustancias utilizadas en las toallitas húmedas, como los conservantes metilisotiazolinona (MI), metilcloroisotiazolinona (MCI), bronopol (2-bromo-2-nitropropano-1,3-diol), y yodopropinil butilcarbamato. Como las toallitas húmedas pueden proporcionar un ambiente ideal para el crecimiento microbiano, deben contener conservantes apropiados y bien tolerados. (2)

Uso de preparaciones tópicas de barrera
Las preparaciones de barrera bloquean físicamente el contacto de los irritantes químicos y la humedad con la piel y minimizan la fricción; deben aplicarse en cada cambio de pañal.
Las pastas y los ungüentos son mejores barreras que las cremas y lociones, que son pobremente adherentes, mínimamente oclusivas, y pueden contener fragancias y conservadores. La mayor parte de las preparaciones de barrera contienen petrolato, óxido de cinc, o ambos. Algunos contienen lanolina, parafina o dimeticona. (5)

Pañales
El diseño y el rendimiento del pañal han mejorado notablemente en las últimas décadas, lo que lleva a una disminución en la prevalencia y la gravedad de la DD (2)

Los pañales desechables se asocian a una reducción de la incidencia y la gravedad de la DIP si se comparan con los pañales de tela8. La principal razón es que los desechables mantienen la piel más seca y con valores más fisiológicos de pH.

Las innovaciones y mejoras introducidas en los pañales en los últimos años han disminuido la prevalencia de la DIP. Por tanto, se recomienda el uso de panales de alta calidad, de gran absorción, realizados a base de polímeros extra absorbentes en forma de gel, situado en el núcleo del panal, que retienen los fluidos y mantienen la piel seca. Otra ventaja que ofrecen es que están elaborados con materiales transpirables en su capa externa, lo que mejora las condiciones micro climáticas. La presencia de emolientes (con alto contenido en parafina blanca suave) en la capa interna en contacto con la piel es otra cualidad que actúa como prevención de la DD. (7)

Se aconseja realizar cambios frecuentes de los pañales para reducir la exposición de la piel a irritantes; por tanto, es recomendable el cambio inmediato del panal tras la defecación o la micción. Se ha demostrado que la incidencia y la gravedad de la DIP disminuyen cuando los pañales se cambian más de 8 veces al día, independientemente del tipo de panal8. La frecuencia requerida de cambio del panal variara según la edad del niño. (7)

El asesoramiento en la prevención de la DIP puede ser fácilmente recordado con la regla nemotécnica ABCDE: air (aire), barrier (barrera), cleansing (higiene), diaper (panal) y education (educación). (7)Cada uno de estos elementos se describe en la tabla 3.

Tabla 3. Resumen ABCDE de elementos clave para el asesoramiento en la prevención de la dermatitis irritativa del pañal (7)

Air (aire)	Exponer la piel al aire durante algún periodo
Barrier (barrera)	Utilizar un producto protector para la piel del recién nacido en cada cambio de pañal. La mayoría de los autores se decantan por una emulsión de agua en aceite (comúnmente llamadas «pomadas»)
Cleansing (higiene)	Limpiar de delante hacia atrás con un material muy suave. Utilizar preferentemente agua tibia y/o un emoliente neutro. Como alternativa, se pueden utilizar toallitas sin alcohol ni perfumes
Diaper (pañal)	Realizar cambios frecuentes de pañal y utilizar pañales superabsorbentes y de talla adecuada
Education (educación)	Proporcionar asesoramiento a los cuidadores del bebé

Enfoque Terapéutico

En la DD leve a moderada se recomienda el uso de preparaciones tópicas de barrera en forma de cremas, ungüentos o pastas como la primera línea de tratamiento. Las preparaciones de barrera deben ser aplicadas en cada cambio de pañal, en capa gruesa, y pueden ser cubiertas con petrolato para evitar su adherencia al pañal y facilitar su remoción.

En la DD severa se pueden utilizar esteroides tópicos de muy baja potencia, no halogenados como la hidrocortisona al 1%, en aquellos casos que no responden a los productos de barrera. Se deben aplicar 1 o máximo 2 veces al día, por entre 3 y máximo 7 días.

El uso de antimicóticos tópicos está indicado en un paciente con DPi y evidencia clínica de sobreinfección por Cándida;o la DD ha estado presente por más de 3 días (lo que incrementa la probabilidad de una infección secundaria por Cándida).

Las cremas que combinan esteroides tópicos con antimicóticos y/o antibióticos tópicos están contraindicadas para el tratamiento de la DPi. Todas ellas contienen esteroides tópicos de alta potencia o ultrapotentes que pueden dar lugar a atrofia cutánea, supresión adrenal y síndrome de Cushing iatrógeno.

El uso de antibióticos tópicos u orales está indicado cuando existe una sobreinfección bacteriana. Si dicha infección es localizada y leve, la aplicación de mupirocina tópica 2 veces al día por 5 a 7 días es suficiente para el tratamiento.

En casos más extensos o graves, incluyendo la dermatitis perianal estreptocócica, se recomienda la administración de antibióticos orales.En los lactantes con DP refractaria que no responde al tratamiento estándar se deben buscar otras dermatitis o condiciones subyacentes.(5)

REFERENCIAS

1. Pozo T. Dermatitis del pañal y trastornos relacionados. Pediatría Integral.2016;
2. Blume U. y Kanty B. Prevention and treatment of diaper dermatitis. 2018;35:s19–s23.
3. López J. Dermatitis del pañal. Revisión. 2015;
4. Suarez S. Dermatitis del pañal.Abordaje eficaz. 2002; 16:11.
5. Sáez-de-Ocariz M, Orozco L, Greenawalt S. Abordaje clínico y manejo integral de la dermatitis irritativa por pañal. Acta Pediatr Mex. 2017;38(6):427-432.
6. Pi Hernández JL. Dermatitis del pañal. 2007; 8 (3-4): 22-24.
7. Fernández A, Cambredó M, Sala F, Gómez S. Dermatitis irritativa del pañal: revisión bibliográfica. Madrid: 2019; 20(1): e7-e13
8. Zambrano A, Torrelo A, Zambrano A. Dermatitis del pañal.
9. Vitoria I. Trastornos cutáneos más frecuentes del recién nacido y del lactante. Dermatitis del pañal. Valencia: 2012; XVI(3): 195-208
10. Serdaroğlu S, Kevser T. Diaper Dermatitis (Napkin Dermatitis, Nappy Rash). 2010; 4 (4): 04401r.

CAPITULO 4

BRONQUIOLITIS AGUDA VIRAL
Md. Nataly Estefanía Prado Ordóñez

Definición

En 1993 Mc Conocchie define bronquiolitis como el primer episodio de sibilancia en menores de 24 meses, que se acompaña de disnea espiratoria y pródromos catarrales. (1)

La bronquiolitis es una infección de las vías respiratorias inferiores habitualmente causada por virus que se acompaña de dificultad respiratoria con sibilancias y/o crepitantes en la auscultación. (2)

Se caracteriza por inflamación aguda, edema y necrosis de células epiteliales de los bronquios más pequeños, junto con hipersecreción de moco provocando la obstrucción de la luz por tapones de moco y detritus celulares dando como consecuencia atrapamientos de aire más allá de lesiones bronquiales provocando hiperinflación alveolar. (2)

Etiología y Epidemiologia

El principal agente causal de bronquiolitis en un 70% a 80% es el virus respiratorio sincitial (VRS). Las infecciones por VRS afectan al 75% de lactantes en su primer año de vida, aproximadamente el 2% al 3% de los niños menores de 12 meses con una primo infección requieren hospitalización y el 2 al 6% de ellos ingresaron a cuidados intensivos. A nivel mundial fallecen alrededor de 66.000 a 199.000 niños por VRS. (1), seguido de rinovirus siendo este el segundo virus más frecuente de bronquiolitis del lactante, este tiene más incidencia en niños con dermatitis atópica o antecedentes maternos de asma o atopia, bocavirus los niños de entre 6 meses y 2 años son los de mayor riesgo de sufrir de infecciones por este virus, la edad media de niños hospitalizados por este virus es de nueve meses, adenovirus, metapneumovirus y con menos frecuencia parainfluenza y virus de la gripe. (3)

Especie	Familia	Genero	Tipo	Subgrupos
Virus Respiratorio Sincitial	Paramyxoviridae	Pneumovirus	ARN	A,B
Metapneumovirus	Paramyxoviridae	Metapneumovirus	ARN	1,4
Rinovirus	Picornavieidae	Rhinovirus	ARN	A,B,C
Bocavirus	Parvoviridae	Bocavirus	ADN	1,2,3

Tabla 1: Clasificación de virus respiratorios

El periodo de incubación del VRS es de 3 a 8 días con un promedio de 5 días. La propagación se da a través de grandes gotas que se transmiten con las manos contaminadas y se dirigen hacia el tracto respiratorio. En las manos generalmente el virus sobrevive menos de 1 hora. (4)

Fisiopatología
Una vez que el virus ingresa al tracto respiratorio se produce la infección en la que se liberan citoquinas como: Interleucina 6, factor de necrosis tumoral alfa, quimiocinas y otros mediadores de la inmunidad celular. La interacción entre todos los factores activa de manera coordinada células dendríticas, células mononucleares y neutrófilos de la vía aérea. Activación de mediadores neuronales no colinérgicos y adrenérgicos. (1)

Esto produce aumento de la secreción de moco, con formación de tapones muerte celular y detritus, infiltración peri bronquial de linfocitos y edema de la submucosa, lo que ocasiona estrechamiento y obstrucción de la pequeña vía respiratoria, sobre todo durante la espiración.

Esta obstrucción parcial o total de la vía aérea ocasionada por destrucción de células epiteliales ciliadas, producen restos de células muertas y de fibrina lo que puede producir:

- Obstrucción valvular que solo produce la entrada de aire que ocasiona atrapamiento aéreo (patrón obstructivo) que se presenta en niños mayores de seis meses.
- Obstrucción valvular que permite solo la salida de aire generando atelectasias en lactantes más pequeños.
- Obstrucción total que impide el flujo de aire con formación de atelectasia e hiperinsuflación.

Debido a la obstrucción se produce alteración de la dinámica respiratoria, con aumento de la capacidad residual funcional y disminución de la distensibilidad dinámica. Con lo que se produce un aumento del trabajo respiratorio, generando un grado variable de hipoxemia arterial, alteraciones en la relación ventilación perfusión con un grado variable de retención de dióxido de carbono. (1)

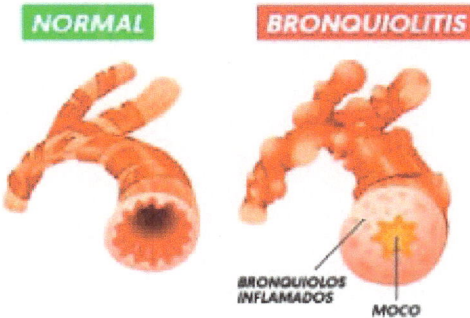

Gráfico 1: Bronquiolitis

El periodo de regeneración del epitelio bronquial se produce después de 3 o 4 días, con la remoción de tapones de moco por parte de macrófagos y reparación de cilios quince días después de la injuria aguda. (1,2)

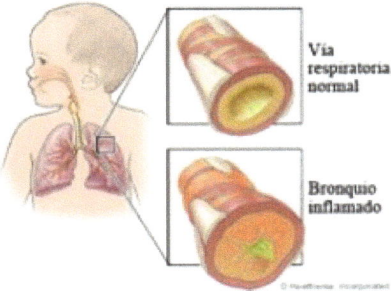

Gráfico 2: Bronquiolitis

Factores de Riesgo
- Pueden aumentar la probabilidad de adquirir bronquiolitis:(5, 6)
- Patología respiratoria neonatal
- Bajo peso al nacer
- Asistencia a guarderías
- Presencia de hermanos mayores cuando comparten habitación
- Falta de alimentación materna
- Hábitos de fumar en los padres
- Bajo peso al nacer
- Sexo masculino
- Época epidémica (noviembre a marzo)
- Menores de 12 meses
- Estrato socioeconómico bajo
- Hacinamiento
- Medio Urbano

No modificables	Modificables
Edad	Exposición a tabaco
Sexo Masculino	Factores socioeconómicos
Hermanos en edad escolar	Niveles de vitamina D en estudio
Recién nacido pretérmino	
Enfermedad pulmonar	
Cardiopatía congénita	
Inmunodeficiencia	

Tabla 2: Factores de riesgo

Cuadro clínico

Inicialmente se presenta rinorrea hialina y tos seca, en accesos, paroxística durante los 3 a 5 días progresivamente la tos se hace más importante y se asocia con síntomas generales como hiporexia, adinamia y mayores signos de dificultad respiratoria: Retracciones, tiraje y taquipnea. La fiebre puede estar ausente o ser leve. A la auscultación se evidencia sibilancias y crepitantes, espiración prolongada, aumento de la frecuencia respiratoria y presencia de cianosis. (5, 10) La mayoría de las formas leves y los síntomas desaparecen en menos de una semana, la tos puede persistir hasta 3 a 4 semanas.

Los lactantes más pequeños no son capaces de eliminar secreciones respiratorias de manera efectiva por lo que suelen tener mayor congestión, en los menores de 30 días la clínica puede ser atípica presentando febrícula, irritabilidad, rechazo a la alimentación, apnea central, confundiéndose muchas veces con sepsis. (2,10)
En la práctica clínica se pueden utilizar dos escalas para la valoración de la bronquiolitis, la escala de Bierman y Pierson modificada por Tal, además de la escala de Wood Downes modificada por Ferres. (2,10)

Puntos	Sibilancias	Tiraje	Frecuencia Respiratoria	Frecuencia Cardiaca	Ventilación	Cianosis
0	No	No	<30	<120	Buena y simétrica	No
1	Final de espiración	Subcostal	31-45	>120	Regular y simétrica	Si
2	Toda inspiración	Mas intercostal	46-60		Muy disminuida	
3	Inspiración y espiración	Mas aleteo nasal			Tórax silente	

Tabla N3 Escala de Wood Downes modificada por Ferres para valoración de bronquiolitis

De acuerdo al puntaje se clasifica en:
- Leve: Menor a 3 puntos.
- Moderado: 4 a 7 puntos.
- Grave: 8 a 14 puntos.

Puntaje	Frecuencia respiratoria < 6 meses	Frecuencia respiratoria > 6 meses	Sibilancias	Cianosis	Retracción
0	<40 x′	<30 x′	No	No	No
1	41-45 x′	31-45 x′	Fin de espiración	Perioral al llorar	(+)
2	46-70 x′	46-60 x′	Inspiración y espiración	Perioral en reposo	(++)
3	>70 x′	>60 x′	Audible	Generalizada en reposo	(+++)

Tabla N4 Escala de Bierman y Pierson – Tan

De acuerdo al puntaje se clasifica en:
- Leve: menor a 5 puntos.
- Moderado: 6 a 8 puntos.
- Grave: 9 a 12 puntos.

Diagnóstico

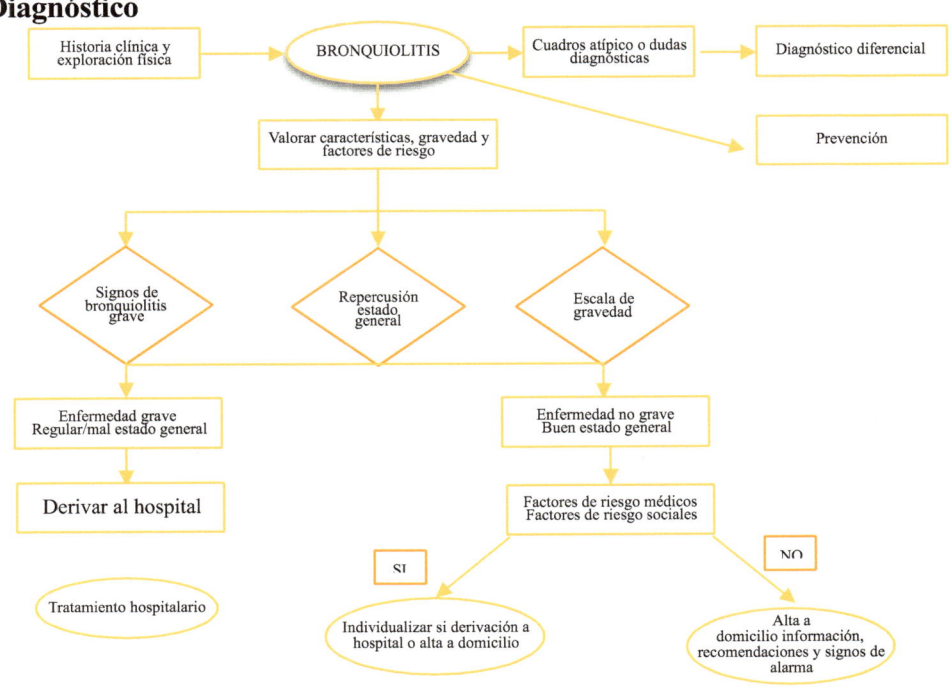

Diagrama para el diagnóstico de bronquiolitis

El diagnostico de bronquiolitis es exclusivamente clínico se puede tomar en cuenta los criterios de Mcconnochie: (5, 7)

- El límite de edad para diagnosticar bronquiolitis es de 24 meses, tomando en cuenta que la mayoría de los casos ocurren en menores de 12 meses.
- Primer episodio de sibilancias
- Disnea espiratoria de comienzo agudo.

También se debe tener en cuenta que:
- Los casos suelen ocurrir en invierno.
- Pródromo de infección de vías respiratorias altas que dura de 1 a 3 días antes de los síntomas típicos que consisten en tos persistente, taquipnea y/o tiraje, sibilancias y/o crepitantes.

No se recomienda de rutina los exámenes de laboratorio o radiografía de tórax ya que se asocia con mayor uso de antibióticos. Están indicados en caso de enfermedad severa, enfermedad de curso inhabitual y factores de riesgo. (6)

Dentro de las pruebas complementarias tenemos:
- **Pulsioximetria transcutánea**: Se utiliza en el control de cambios clínicos en niños con compromiso respiratorio.
- **Gasometría capilar:** Se puede considerar realizarla en pacientes con dificultad respiratoria grave que puedan estar iniciando fallo respiratorio.
- **Radiografía de tórax:** Está indicada en niños con afectación grave, mala evolución o si existen dudas diagnósticas. En la radiografía se puede observar signos de atrapamiento aéreo, atelectasias laminares, segmentarias e incluso lobares en las formas más evolucionadas. Hay que tener en cuenta que la consolidación radiológica no implica sobreinfección bacteriana.
- **Hemograma, proteína C reactiva, pro calcitonina y/o hemocultivo:** No se recomienda realizar analítica sanguínea ya que sus resultados son inespecíficos y no modifican la actitud terapéutica. Proteína C reactiva y pro calcitonina puede ser de utilidad en pacientes con bronquiolitis aguda y fiebre elevada en la que se sospeche de infección bacteriana potencialmente grave. (1)

Diagnóstico diferencial
- Obstrucción de vías aéreas superiores
- Crup/ laringotraqueobronquitis

- Cuerpo extraño
- Tosferina
- Asma
- Insuficiencia cardiaca congestiva
- Fibrosis quística
- Tuberculosis
- Acidosis metabólica
- Enfisema lobar

Reflujo gastroesofágico con aspiración

Signos de alarma
- Hace pausas prolongadas en la respiración
- Coloración azulada en los labios
- Aumento de la frecuencia respiratoria
- Aumento del trabajo respiratorio
- No come la mitad de lo normal o vomita
- Decaimiento anormal, sueño excesivo
- Irritabilidad difícil de calmar

Tratamiento
El tratamiento de la bronquiolitis se basa fundamentalmente en medidas de apoyo no siendo necesaria el uso de fármacos de forma rutinaria. En casos leves son tratados en el propio domicilio y controlados en atención primaria. (1)

Tratamiento de soporte
- Desobstrucción nasal: Permite asegurar la permeabilidad de la vía aérea superior y mantener la ventilación. se realiza mediante lavado y aspiración nasal con suero fisiológico. Es recomendable aspirar las secreciones respiratorias antes de las tomas, antes del tratamiento inhalado, y cuando se observe obstrucción de las vías respiratorias altas. Es recomendable aspirar las secreciones para valorar la gravedad del paciente. (1, 8)

Tratamiento postural
- Elevación de la cabecera de la cuna

Nutrición e hidratación
- En casos leves la ingestión oral se da en forma fraccionada
- En casos graves la forma enteral o parenteral por sonda nasogástrica. Si la

frecuencia respiratoria es mayor de 60rpm más congestión nasal importante se debería considerar la alimentación por sonda nasogástrica. (8)

Oxigenoterapia
- Esta se realiza cuando la saturación de oxígeno se encuentra en menos del 92%.
- Ventilación con presión positiva
- Se usa en el caso de fallo respiratorio inminente (signos de agotamiento, disminución de esfuerzo respiratorio, apnea, fracaso para mantener saturaciones adecuadas a pesar de la oxigenoterapia). (8)

Tratamiento farmacológico
- Broncodilatadores: Salbutamol ha demostrado tener un efecto beneficioso en la mejoría clínica sin embargo su uso no afecta a la resolución del proceso. (3, 9)
- Adrenalina nebulizada: Se utiliza como broncodilatador, comparado con placebo se observa mejoría clínica en pacientes hospitalizados, disminución de la tasa de ingresos, pero no se ha observado diferencias en cuanto la duración de la estancia hospitalaria. (3, 9)
- Bromuro de ipratropio: no se lo recomienda como tratamiento broncodilatador para la bronquiolitis puesto que se ha evidenciado ningún beneficio. (3,9)
- Suero Salino Hipertónico (SSH): Se ha evidenciado efecto beneficioso como favorecedor del aclaramiento mucociliar. (3,9)
- Antibióticos: no se utiliza antibióticos de forma rutinaria en la bronquiolitis aguda a menos que se documente una sobre infección bacteriana (3,9)

Tabla N5: Criterios de Internación

Criterios de internación	
Puntaje de TAL	Mayor o igual a 6
Saturación de oxigeno	Menor al 92%
Dificultad para la alimentación	
Factores de riesgo para bronquiolitis grave	
Factores socioeconómicos	
Dificultades para el traslado	

Tabla N6: Criterios de Internación en UCI

Criterios de internación en UCI
Saturación de oxígeno menos del 90% bajo oxigenoterapia
Progresión de la dificultad respiratoria con signos de fatiga muscular o agotamiento
Apnea recurrente

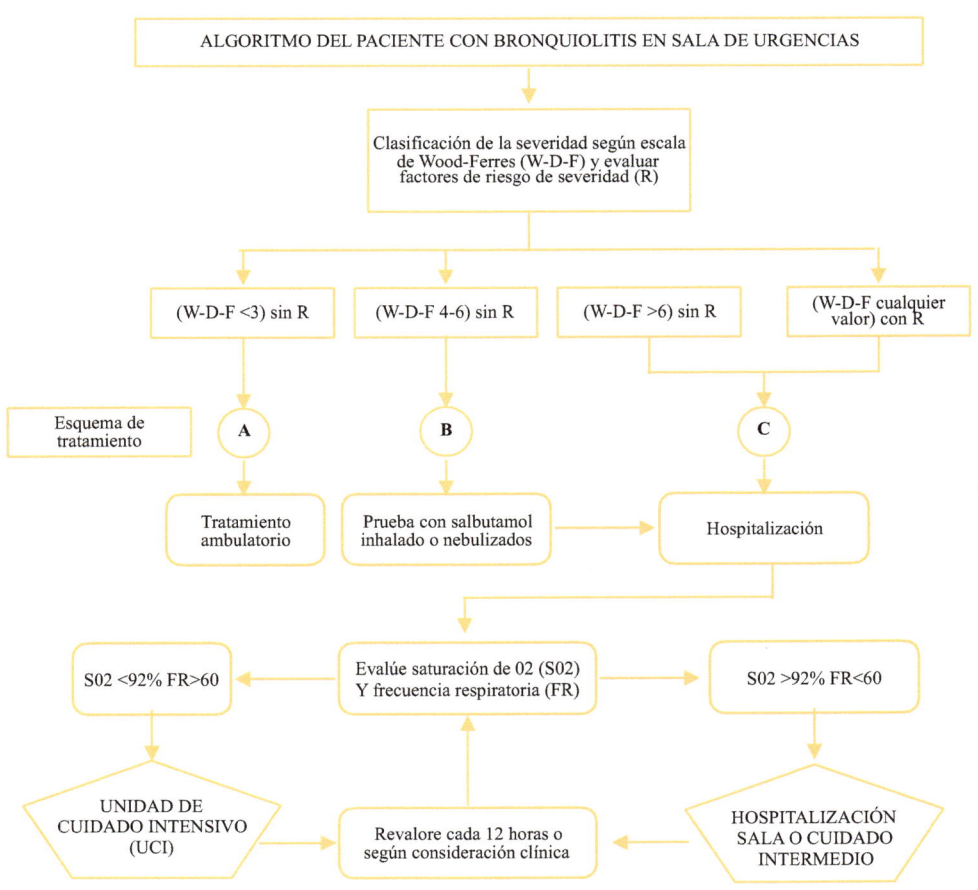

Pronóstico

El pronóstico de la mayoría de los niños que desarrollan bronquiolitis aguda es bueno con una mortalidad menor al 1%. La mortalidad de niños con factores de riesgo habiendo llegado en cardiopatías congénitas al 37% aunque actualmente y gracias a las técnicas de soporte es menor al 4%. (3)

Hay una asociación entre bronquiolitis por VRS y desarrollo de sibilancias recurrentes y/o asma.

En estudios analizados los pacientes con antecedentes de bronquiolitis independientemente del virus causal, la prevalencia de sibilancias recurrentes es del 75% en los primeros dos años de vida, del 47 al 59% a los 2-4 años y 25-43% a los 4-6 años, mostrando una clara disminución de la frecuencia de sibilancias con la edad. (1)

Recomendaciones
- Evitar la exposición al tabaco
- Mantener la hidratación
- Alimentar sin forzar: Muchos niños están mejor haciendo tomas más breves, aunque más frecuentes de lo habitual (10)
- Aspirar con suavidad el moco nasal si causa dificultad para respirar o para alimentarse.
- Muchos niños toleran mejor el trabajo respiratorio cuando están sentados en una posición semi incorporada, en vez de tumbados horizontalmente.
- Se puede utilizar antipiréticos (paracetamol, ibuprofeno) en caso de ser necesario. (10)
- Se debe realizar el control según el estado del niño y los factores de riesgo. (10)

REFERENCIAS

1. Cano Garcinuño A, M. G. (2016). *Guia de Algoritmos en Pediatria en Atencion Primaria* . AEpap.
2. Claudia Fuentes S, G. C. (2016). Actualizacion en el tratamiento de bronquiolitis aguda: Menos es Mas. . *Neumol Pediatr*, 65-70 .
3. Dr. Claudio Castaños, D. M. (2015). *Manejo de la bronquiolitis* . Guias de atencion pediatrica .
4. Dra. Andrea Parra, D. C. (2013). Bronquiolitis: articulo de revision . *Neumol Pediatr*, 95-101.
5. J, P. S. (2016). Bronquitis y Bronquiolitis . *Pediatr Integral*, 28-37.
6. M. Luz Garcia Garcia, J. C. (2017). Bronquiolitis aguda viral. *Neumoped*, 1:85-102.
7. Pediatrica, A. C. (2010). *Guia de practica clinica para bronquiolitis (diagnostico, tratamiento y prevencion.* 31-53.
8. Richard Baquero Rodriguez, A. G. (2009). Guia de practica clinica: bronquiolitis . *Salud Uninorte* , 135- 149.
9. Robert, K. (2016). *Nelson tratado de pediatria*. España: Elsevier.
10. Taipe, D. D. (2015). *EFICACIA DE LA ADRENALINA RACÉMICA VS SALBUTAMOL NEBULIZADO SOBRE EL SCORE CLINICO Y SATURACIÓN DE OXÍGENO EN LACTANTES CON BRONQUIOLITIS, HOSPITALIZADOS EN EL SERVICIO DE PEDIATRÍA DEL HOSPITAL METROPOLITANO* . QUITO.

CAPITULO 5

ASMA EN ADULTOS
Md. Sofía Paulina Arteaga Criollo

Definición:

La definición de asma va más allá de una inflamación de la vía aérea, El Instituto Nacional de Salud (NIH) en sus guías de asma lo define además como: un trastorno crónico en el que muchas células y elementos celulares juegan un papel: en particular, mastocitos, eosinófilos, linfocitos T, macrófagos, neutrófilos y células epiteliales. En individuos susceptibles, esta inflamación causa episodios recurrentes de sibilancias, disnea, opresión en el pecho y tos, particularmente en la noche o temprano en la mañana. Estos episodios generalmente están asociados con una amplia pero variable obstrucción del flujo de aire, misma que a menudo es reversible ya sea espontáneamente o con tratamiento, la inflamación también causa un aumento de la hiperreactividad bronquial existente a un variedad de estímulos, pudiendo la reversibilidad de la limitación del flujo de aire estar incompleto en algunos pacientes con asma. (1)

> El asma se caracteriza por la inflamación de las vías respiratorias, obstrucción variable del flujo de aire e hiperreactividad bronquial, representa un conjunto heterogéneo de afecciones clínicas que varían en severidad, inicio, factores de riesgo, factores desencadenantes, respuesta al tratamiento, genética e historia natural.

Epidemiología

El asma es un síndrome complejo que afecta aproximadamente a 300 millones de personas en el mundo. (2) A pesar de las dificultades al diagnóstico, el asma parece ser una enfermedad muy frecuente alcanza una prevalencia de 6.1 a 24 % dependiendo la población estudiada y la metodología utilizada. En Latinoamérica la media se estima en 17 %, pero con fluctuaciones entre los países que van de 5 % en algunas ciudades de México a 30 % en Costa Rica. (3)

Según la OMS, aproximadamente 150 millones de personas padecen este trastorno y los casos de mortalidad directa bordean los 2 millones cada año. Y en el Ecuador, se estima que el asma afecta al 7% de la población. (4)

Sin embargo en Ecuador no se encuentra datos epidemiológicos respecto a la prevalencia de la enfermedad en adultos, se ha encontrado datos respecto al proyecto ISAAC (International Study of Asthma and Allergies in Childhood) que constituye un acercamiento global para conocer la prevalencia del asma y otras alergias en diferentes latitudes del orbe. Una de las ventajas de este proyecto es que con la misma metodología compara la prevalencia del asma en más de 50 ciudades durante el mismo periodo de tiempo, el mismo que muestra mucosa y un aumento en la cantidad de células caliciformes y glándulas secretoras. Puede haber evidencia de epitelio daño, fibrosis subepitelial y aumento del músculo liso de las vías respiratorias. (7)

Clínica y diagnóstico

El asma es una afección heterogénea subdiagnosticada y sin tratamiento a pesar de que son tratamientos fácilmente alcanzables, efectivos y en su mayoría están disponibles. (6), la heterogeneidad de la presentación clínica de la enfermedad dificulta muchas veces el diagnostico.

Se debe sospechar ante síntomas y signos clínico, como sibilancias (el más característico), disnea (o dificultad respiratoria), tos y opresión torácica (síntomas guía), de predominio nocturno o de madrugada, provocados por diferentes desencadenantes. Las variaciones estacionales y los antecedentes familiares y personales de atopia son aspectos importantes a considerar. (8)
El examen físico de las personas asmáticas suele ser normal, pero el hallazgo más frecuente suelen ser las sibilancias a la auscultación.(9)

> Una historia detallada y un examen físico son esenciales, pero las medidas objetivas, como las pruebas de función pulmonar (PFT), el test de provocación con metacolina y el óxido nítrico exhalado fraccionalmente (FeNO) pueden ayudar al diagnóstico (10), sin embargo al no contar con estas pruebas en atención primaria en nuestro país, únicamente se mencionará la principal que es la espirometría.

La espirometría mide el volumen y flujo de aire que se puede exhalar e inhalar. El volumen espiratorio forzado en el primer segundo de exhalación (FEV1) se mide y también se compara con la capacidad vital forzada (FVC). Un FEV1 / FVC reducido (<0.75) demuestra la obstrucción del flujo de aire.

Además se puede realizar una medición post-broncodilatador para lo cual, se recomienda administrar 4 inhalaciones sucesivas de 100 μg de salbutamol, o su equivalente de terbutalina, mediante un inhalador presurizado con cámara espaciadora y repetir la espirometría a los 15 minutos (8) con un aumento del 12% o más de 200 ml del FEV1 basal aproximadamente 10 a 15 minutos después de la administración se considera una respuesta positiva. (9)

Respiración sibilante / Falta de aire / Opresión en el pecho / Tos **+** Dificultad para expulsar el aire fuera de los pulmones **→** ASMA

TABLA 1: CLASIFICACION DEL ASMA EN ADULTOS (antes del tratamiento)

	Intermitente	Persistente leve	Persistente moderada	Persistente grave
Síntomas diurnos	No (2 veces o menos a la semana)	Más de 2 veces a la semana	Síntomas a diario	Síntomas continuos (varias veces al día)
Medicación de alivio (agonista β2-adrenérgico de acción corta)	No (2 veces o menos a la semana)	Más de 2 veces a la pero no a diario	Todos los días	Varias veces al día
Síntomas nocturnos	No más de 2 veces al mes	Más de 2 veces al mes	Más de una vez a la semana	Frecuentes
Limitación de la actividad	Ninguna	Algo	Bastante	Mucha
Función pulmonar (FEV o PEF) % teórico	>80%	>80%	>60% . < 80 %	≤60 %
Exacerbaciones	Ninguna	Una o ninguna al año	Dos o más al año	Dos o más al año

FEV volumen espiratorio forzado en el primer segundo; PEF flujo espiratorio máximo
Tomado de la Guía Gema (8

Se valorara en control de sintomatología de manera objetiva para lo cual se pueden emplear escalas reconocidas como TEST ACT: Test de control del asma (para mayores de 12 años), un test sencillo de usar y que permite valorar el control de la enfermedad, de manera que una puntuación igual o superior a 20 es muy consistente con asma bien controlada, puntuaciones entre 19 y 16 con asma parcialmente o no bien controlada, y puntuaciones iguales o inferiores a 15 con asma mal controlado (11)

Si se logra un control adecuado durante 3 meses, se puede iniciar a des escalar en el tratamiento de manera paulatinamente para llegar al tratamiento mínimo para el control de la enfermedad,(9) tomando en cuenta que cuando se retira LABA del plan terapéutico, se debe hacer un control más estricto. (8)

Las exacerbaciones del asma son una causa importante de morbilidad de la enfermedad, aumento en los costos de atención médica y, en algunos pacientes, un mayor pérdida progresiva de la función pulmonar. (14)

Motivos de Consulta Frecuente

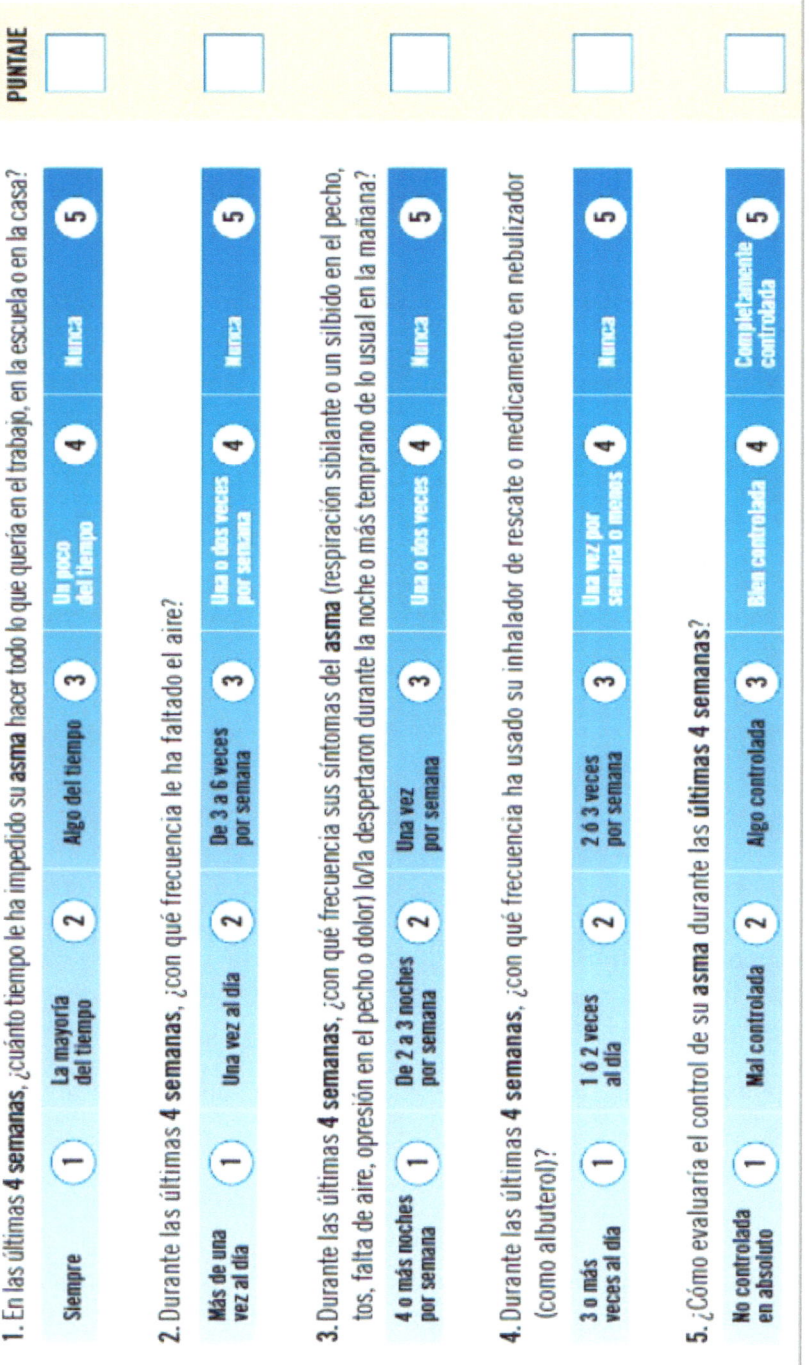

Tomado de QualityMetric Incorporated.

Factores que pueden desencadenar o empeorar síntomas del asma
Infecciones virales (especialmente sinovirus) #
Ácaros del polvo
Polen
Cucarachas
Humo de tabaco
Ejercicio*
Estrés
Aspirina u otros Aines
Beta bloqueadores

Otros virus también desencadenan o empeoran los síntomas como son el virus sincitial respiratorio y en menor frecuencia: coronavirus, metapneumovirus, virus de parainfluenza, adenovirus. (13)

También hay comorbilidades que pueden afectar la gravedad del asma, como la enfermedad por reflujo gastroesofágico (ERGE), rinitis o rinosinusitis, apnea del sueño, infecciones recurrentes, depresión, ansiedad, tabaquismo y abuso de sustancias que deben ser identificadas y tratarse oportunamente. (12)

Tratamiento
- El tratamiento del asma será individualizado para cada paciente y dependerá de si es un asma alérgico o no alérgico, de que tan controlados están sus síntomas, de sus preferencias respecto a la técnica de inhalación, la adherencia, la asequibilidad, las actividades diarias, factores de riesgo de exacerbaciones, el tratamiento busca como objetivos: (9)
- Prevenir la muerte, hospitalizaciones y atenciones en emergencia causadas por crisis asmáticas
- Controlar los síntomas diurnos y nocturnos
- Necesitar poca o ninguna medicación de rescate (Uso de agonista β2-adrenérgico de acción corta no más de 2 veces a la semana.) (8)
- Reducir los episodios de crisis asmáticas

- Mantener un nivel normal de actividades diarias
- Prevenir exacerbaciones y pérdida acelerada de la función pulmonar
- Controlar a largo plazo la enfermedad
- Prevenir efectos secundarios a la medicación (12

Los objetivos deben ser evaluados de manera frecuente, para en caso de no cumplirse se pueda hacer un reajuste en el tratamiento ya sea mediante modificaciones en los factores de riesgo, en el tratamiento no farmacológico, en educación al paciente o en el manejo farmacológico.(9)

El tratamiento a menudo se inicia según la gravedad de los síntomas, hallazgos en el examen físico y, para algunos pacientes, el FEV1 o tasas de flujo espiratorio máximo, el tratamiento debe iniciarse tan pronto como sea posible. (12)

Los fármacos para el manejo del asma de dividen en de mantenimiento y de rescate

De Mantenimiento	De Rescate
Glucocorticoides inhalados (GCI)	β2-adrenér-gicos de acción corta (SABA) inhalados (de elección)
Antagonistas de los receptores de los leucotrienos (ARLT)	Anticolinérgicos inhalados (bromuro de ipratropio)
Agonistas β2-adrenérgicos de acción larga (LABA),	
Tiotropio y anticuerpos monoclonales anti-IgE (omalizumab).	
Las cromonas y la teofilina de liberación retardada han caído*	

En desuso por su menor eficacia

Para el manejo inicial las guías recomiendan que todos los adultos con asma deben recibir un tratamiento controlador con ICS (corticoides inhalados), debido a que reduce la incidencia de crisis asmáticas, incluso en pacientes con asma leve, efecto que logra mediante el control de la inflamación de la vía respiratoria debido a la reducción de la cantidad de eosinófilos que aparentemente refleja una mejor respuesta inflamatoria frente a una infección, debido a que el 50% de las exacerbaciones del asma son asociado con un aumento en los eosinófilos de las vías respiratorias, estas células son un objetivo razonable, pero este enfoque en sí no elimina todas las exacerbaciones, debido a que no todas las exacerbaciones son desencadenadas por una respuesta alérgica.

La mayoría de pacientes logran un control adecuado con dosis bajas de corticoides inhalados, sin embargo un grupo puede requerir iniciar con ICS-formoterol a dosis bajas según sea necesario, o un ICS a dosis bajas cada vez que se usa un SABA (opción más acorde a la realidad en Ecuador debido a que el formoterol no se encuentra disponible en el cuadro nacional de medicamentos), o un ICS diario a dosis bajas. (9)

Anteriormente en guías como la GEMA, era una opción terapéutica el uso de SABA en monoterapia, sin embargo la última actualización de las guías GINA desaconsejan su uso en monoterapia debido a que si bien logra control de los síntomas rápido, se asocia también a mayor riesgo de exacerbaciones y función pulmonar disminuida, por lo que se recomienda el uso de un corticoide inhalado (ICS) asociado a SABA, y plantean 5 escalones terapéuticos, siendo la terapia principal la plateada en la figura 1, dejando al uso de SABA como otra opción de tratamiento para el escalón 1 y 2 pero recordando que debe administrarse en conjunto con ICS

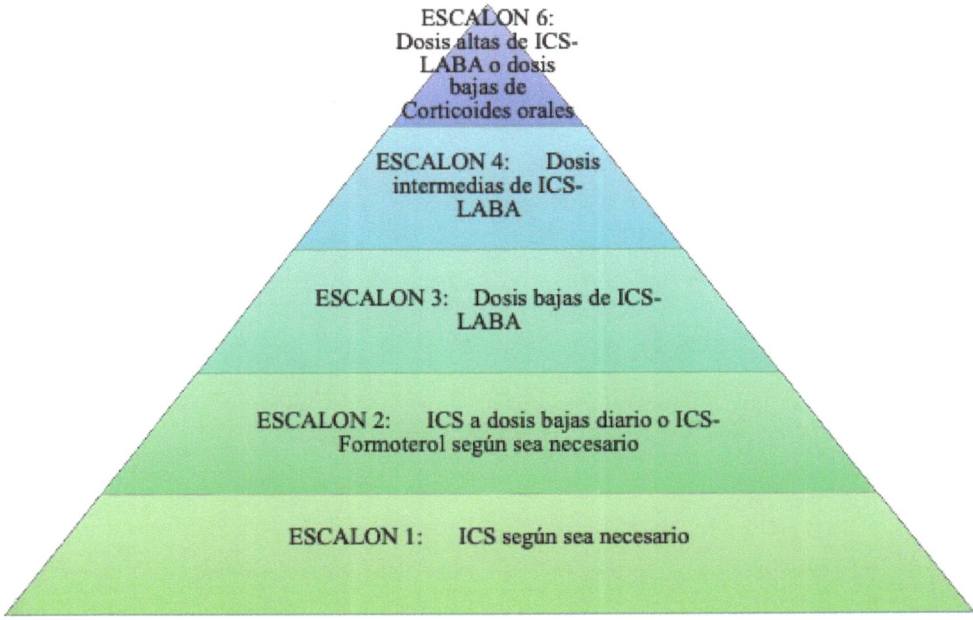

Carticosteroide Inhalado	Adultos y adolescentes		
	Baja	Intermedio	Alta
Dipropianato de beclametasona (CFC)*	200 - 500	>500-1000	>1000
Dipropianato de beclametasona (HFA)	100-200	>200-400	>400
Budesonida (DPI)	200-400	>400-800	>800
Ciclesodina (HFA)	80-160	>160-320	>320
Furoato de fluticasone (DPI)	100	n.a.	200
Propionato de fluticasona (DPI)	100-250	>250-500	>500
Propionato de fluticasona (HFA)	100-250	>250-500	>500
Furoato de mametasona	110-220	>220-440	>440
Acetónico de triamcinolona	400-1000	>1000-2000	>2000

Tomado de la Guia GINA 2019

CRISIS ASMÁTICA

Para el manejo en atención primaria de las crisis asmáticas valorará primero al paciente, para lo cual se pueden plantear 3 preguntas:

- ¿Es asma?
- ¿Hay factores de riesgo para una muerte relacionada con el asma?
- ¿Cuál es la severidad de la exacerbación?

De tratarse de asma, se clasificará en crisis leve a moderada o severa, según las características abajo mencionadas, de acuerdo a las mismas se decidirá el tratamiento, en centro de atención primario o de decidirá transferencia mientras se administra el tratamiento inicial.

LEVE O MODERADA	SEVERA
Habla en frases	Habla con palabras cortadas
No está agitado	Frecuencia respiratoria>30
Taquipneico	Uso de músculos respiratorios
No usa músculos accesorios	Frecuencia cardíaca>120
Saturación a aire ambiente>90%	Saturación de oxígeno<90%
Frecuencia cardíaca 100-200	

Tratamiento:
- SABA 4- 10 inhalaciones cada 20 min durante una hora
- Prednisona adultos: 1mg/kh máximo: 50mg
- Oxígeno por flujo controlado para saturación 93%- 95%

Se debe continuar con el tratamiento y revalorar en una hora, se decidirá el alta acorde a la respuesta clínica y al cese total de los síntomas sin necesidad de SABA.(9)

REFERENCIAS

1. National Heart, Lung, and Blood Institute. Guidelines for the Diagnosis and Management of Asthma (EPR-3). 2007. Disponible en: http://www.nhlbi.nih.gov/guidelines/asthma/index.htm. Accessed July 16, 2015.
2. Tantisira KG, Lasky-Su J, Harada M, Murph A, Litonjua AA, Himes BA, et al. Genomewide Association Between GLCCI1 and response to glucocorticoid therapy in asthma. N Engl J Med. 2011;365:1173- 1183.
3. Ocampo J. Gaviria R, Sánchez J Prevalencia del asma en América Latina. Mirada crítica a partir del ISAAC y otros estudios. Rev Alerg Mex. 2017;64(2):188-197
4. paho.org[Internet].Ecuador. OPS/OMS Ecuador. 7 mayo 2013. Disponible: https://www.paho.org/ecu/index.php?option=com_content&view=article&id=916:mayo-7-2013&Itemid=972
5. Ober C, Yao TC. The genetics of asthma and allergic disease: a 21st century perspective. Immunol Rev. 2011;242:10–30.
6. Mims JW. Asthma: definitions and pathophysiology. International Forum of Allergy & Rhinology,. 2015;5:S2–S6.
7. Boulet L-P. In: Adkinson NF, Bochner BS, Burks AW, et al, editors. Diagnosis of asthma in adults in Middleton's allergy: principles and practice. Philadelphia, PA: Elsevier; 2014. p. 892–901.
8. GEMA4.4. Guía española para el manejo del asma.Madrid.2019.4.4(4)
9. GINA. Gobal Initiative For Asthma.Guia de bolsillo para manejo y prevención de asma.2019.Disponible: https://ginasthma.org/gina-reports/
10. Anil Nanda, MDa,b,c,*, Anita N. Wasan. Asthma in Adults. Med Clin N Am. 2019:1-14
11. Rajan JP, Wineinger NE, Stevenson DD, White AA. Prevalence of aspirin-exacerbated respiratory disease among asthmatic patients: A meta-analysis of the literature. J Allergy Clin Immunol. 2015; 135(3): 676-81. 56.
12. Jason H. Kwah, M.D. and Anju T. Peters, M.D., Asthma in adults: Principles of treatment. Allergy and Asthma Proceedings.2019.40 (6): 396-402
13. Yoo JK, Kim TS, Hufford MM, Braciale TJ. Viral infection of the lung: host response and sequelae. J Allergy Clin Immunol 2013;132:1263-76.
14. Jamee R. Castillo, MDa, Stephen P. Peters, MD, PhDb, and William W. Busse, MD. Asthma Exacerbations: Pathogenesis, Prevention,and Treatment. American Academy of Allergy, Asthma & Immunology. 2017. 4.(4):918-927